中医泰斗专科专病丛书

中医泰斗 心脏病 医案妙方

本书主编　万启南　温伟波　杨建宇

中原农民出版社

· 郑州 ·

图书在版编目(CIP)数据

中医泰斗心脏病医案妙方／万启南,温伟波,杨建宇主编.—郑州:中原农民出版社,2018.4(2020.5重印)
(中医泰斗专科专病丛书)
ISBN 978-7-5542-1847-1

Ⅰ.①中… Ⅱ.①万… ②温… ③杨… Ⅲ.①心脏病—中医治疗法—医案—汇编—中国—现代 Ⅳ.①R259.41

中国版本图书馆 CIP 数据核字(2018)第 036457 号

中医泰斗心脏病医案妙方
ZHONGYITAIDOU XINZANGBING YI'AN MIAOFANG

出版:中原农民出版社

地址:河南省郑州市经五路66号　　　　**邮编:**450002

网址:http://www.zynm.com　　　　**电话:**0371-65788655

发行:全国新华书店　　　　**传真:**0371-65751257

承印:河南省环发印务有限公司

投稿邮箱:1093999369@qq.com

交流 QQ:1093999369

邮购热线:0371-65724566

开本:890mm×1240mm　　　A5

印张:6

字数:161千字

版次:2018年4月第1版　　　　**印次:**2020年5月第3次印刷

书号:ISBN 978-7-5542-1847-1　　　　**定价:**21.00元

内容提要

全书精选国家名老中医治疗心脏病的经典案例,以验案、验方的形式讲述中医治疗心脏病的思路。每则验案都有疾病辨证分析、处方用药、诊疗心法要点,每则验方都有药物组成、功效、主治、方义、加减应用等。全书辨证精准、组方严谨、诊疗心法要点精妙,全面体现了中医治疗心脏病的辨证思想和用药经验。

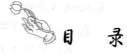

目 录

冠心病

冠心病医案 ……………………………………………………………… 2

李玉奇验案 1 则 ……………………………………………………… 2

孔光一验案 3 则 ……………………………………………………… 3

李济仁验案 2 则 ……………………………………………………… 5

王煦验案 2 则 ………………………………………………………… 6

王自立验案 1 则 ……………………………………………………… 8

张镜人验案 1 则 ……………………………………………………… 9

周信有验案 1 则 ……………………………………………………… 11

张磊验案 2 则 ………………………………………………………… 12

翁维良验案 3 则 ……………………………………………………… 14

唐祖宣验案 1 则 ……………………………………………………… 17

李士懋验案 2 则 ……………………………………………………… 18

郭文勤验案 3 则 ……………………………………………………… 21

张学文验案 4 则 ……………………………………………………… 26

裴正学验案 2 则 ……………………………………………………… 29

刘志明验案 2 则 ……………………………………………………… 31

陈可冀验案 4 则 ……………………………………………………… 34

郭子光验案 2 则 ……………………………………………………… 41

聂惠民验案 3 则 ……………………………………………………… 43

段富津验案 1 则 ……………………………………………………… 45

王国三验案 2 则 ……………………………………………………… 46

任继学验案 1 则 ……………………………………………………… 49

颜德馨验案 1 则 ……………………………………………………… 50

路志正验案 2 则 ······ 51

邓铁涛验案 2 则 ······ 54

冠心病妙方 ······ 58

孔光一验方 1 则 ······ 58

李济仁验方 1 则 ······ 59

周信有验方 1 则 ······ 59

张磊验方 4 则 ······ 60

翁维良验方 1 则 ······ 62

唐祖宣验方 1 则 ······ 62

张学文验方 4 则 ······ 63

刘志明验方 4 则 ······ 65

陈可冀验方 1 则 ······ 67

郭子光验方 1 则 ······ 68

段富津验方 10 则 ······ 69

王国三验方 1 则 ······ 75

颜德馨验方 1 则 ······ 76

邓铁涛验方 1 则 ······ 76

心律失常

窦性心动过缓医案 ······ 79

郭文勤验案 3 则 ······ 79

李文瑞验案 2 则 ······ 81

裴正学验案 2 则 ······ 84

王国三验案 1 则 ······ 85

裘沛然验案 1 则 ······ 87

窦性心动过缓妙方 ······ 88

郭文勤验方 1 则 ······ 88

房室传导阻滞医案 ······ 88

郭文勤验案 1 则 ······ 88

路志正验案 1 则 …………………………… 90

病态窦房结综合征医案 …………………………… 91

陈可冀验案 1 则 …………………………… 91

郭子光验案 3 则 …………………………… 93

李文瑞验案 1 则 …………………………… 97

张琪验案 1 则 …………………………… 98

病态窦房结综合征妙方 …………………………… 99

郭文勤验方 1 则 …………………………… 99

刘志明验方 1 则 …………………………… 100

快速性心律失常医案 …………………………… 101

段富津验案 1 则 …………………………… 101

郭文勤验案 1 则 …………………………… 102

郭子光验案 1 则 …………………………… 103

李振华验案 2 则 …………………………… 105

任继学验案 1 则 …………………………… 107

裴正学验案 2 则 …………………………… 108

路志正验案 2 则 …………………………… 110

方和谦验案 1 则 …………………………… 113

颜正华验案 2 则 …………………………… 114

李士懋验案 1 则 …………………………… 116

周仲瑛验案 3 则 …………………………… 119

颜德馨验案 1 则 …………………………… 122

裘沛然验案 1 则 …………………………… 123

快速性心律失常妙方 …………………………… 124

郭文勤验方 1 则 …………………………… 124

李振华验方 3 则 …………………………… 125

裴正学验方 2 则 …………………………… 126

方和谦验方 1 则 …………………………… 127

心 悸

心悸医案 ······ 129

段富津验案 3 则 ······ 129

王自立验案 1 则 ······ 131

心悸妙方 ······ 132

徐经世验方 4 则 ······ 132

风湿性心脏病

风湿性心脏病医案 ······ 135

邓铁涛验案 1 则 ······ 135

李士懋验案 1 则 ······ 137

唐祖宣验案 1 则 ······ 138

颜德馨验案 1 则 ······ 139

张镜人验案 1 则 ······ 141

心肌炎

心肌炎医案 ······ 143

李士懋验案 2 则 ······ 143

郭子光验案 2 则 ······ 145

郭文勤验案 1 则 ······ 147

翁维良验案 1 则 ······ 149

裘沛然验案 1 则 ······ 150

心肌炎妙方 ······ 151

张镜人验方 1 则 ······ 151

翁维良验方 5 则 ······ 151

扩张型心肌病

扩张型心肌病医案 ······ 154

郭子光验案 2 则 ······ 154

郭文勤验案 1 则 ……………………………………… 157

　　翁维良验案 2 则 ……………………………………… 158

　　方和谦验案 1 则 ……………………………………… 160

　　扩张型心肌病妙方 …………………………………… 161

　　张琪验方 2 则 ………………………………………… 161

心力衰竭

　　心力衰竭医案 ………………………………………… 163

　　陈可冀验案 3 则 ……………………………………… 163

　　郭子光验案 1 则 ……………………………………… 168

　　路志正验案 2 则 ……………………………………… 169

　　颜德馨验案 1 则 ……………………………………… 173

　　任继学验案 1 则 ……………………………………… 174

　　王自立验案 2 则 ……………………………………… 175

　　吴生元验案 1 则 ……………………………………… 177

　　心力衰竭妙方 ………………………………………… 179

　　陈可冀验方 3 则 ……………………………………… 179

　　邓铁涛验方 2 则 ……………………………………… 181

　　郭文勤验方 1 则 ……………………………………… 182

冠心病

冠状动脉粥样硬化性心脏病简称冠心病,指由于脂质代谢不正常,血液中的脂质沉着在原本光滑的动脉内膜上,在动脉内膜一些类似粥样的脂类物质堆积而成白色斑块,称为动脉粥样硬化病变。这些斑块渐渐增多造成动脉腔狭窄,使血流受阻,导致心脏缺血,产生心绞痛。

本病属中医"胸痹""心悸"等范畴。中医学认为,冠心病发病原因是多方面的,又与整个机体变化有密切的关系。主要方面是由于年老体衰,正气亏虚,脏腑功能损伤,阴阳气血失调,加上七情内伤、饮食不节、寒冷刺激、劳逸失度等因素的影响,导致气滞血瘀,胸阳不振,痰浊内生,使心脉痹阻而致病。其中,脏腑经络气血功能失调,人体阴平阳秘的平衡被破坏,是发病的内在原因。内因是发病的基础,外因是发病的条件。

40岁以上的中老年人脏气已虚,特别是肾脏更为明显。如《素问·上古天真论》说:"女子……五七阳明脉衰,面始焦,发始堕……丈夫……五八肾气衰,发堕齿槁……"而脏腑功能虚损导致本病的发生主要以阳虚为主。如《金匮要略》云:"阳微阴弦,即胸痹而痛,所以然者,责其极虚也。"《医门法律》又说:"胸痹总因阳虚,故阴得乘之。"这说明胸阳不足,阴邪上乘阳位,二者相互搏结,而致胸痹之病。

盖肾为先天之本,肾阳虚则不能鼓舞他脏阳气,如脾胃失其温煦而运化无能,致营血不足,脉道不能充盈,则心失濡养。心主血脉,为气血运行的动力,心气不足,鼓动无力则出现气滞血瘀,故出现胸闷、心痛等证。如《素问·痹论》说:"心痹者,脉不通。"脾为后天之本,主运化,如过食膏粱厚味,损伤脾胃,以致运化失常,变生痰浊脂液,气血运行受阻,致使气结血凝而发生胸痛。再者肺主气、司呼吸,主肃降。若肺气虚或肃降失常,从而影响营养心脏之脉络气机郁滞而致血瘀，则发生本病。又暴怒生气，肝失疏泄，肝气郁滞，亦可诱发心绞痛。精神因素方面，七情内伤可致气机不畅，因气为血帅，气滞则血瘀，以致心脉痹阻。如《灵枢·口问篇》说："忧思则心系急，心系急则气道约，约则不利。"气候方面主要是寒邪侵袭的影响，如《素问·举痛论》说："经脉流行不止，环周不休。寒气入经而稽迟，泣而不行，客于脉外则血少，客于脉中则气不通，故卒然而痛。"《诸病源候论》又说："寒气客于五脏六腑，因虚而发，上冲胸间，则为胸痹。"故寒邪客于胸阳之位则心痛矣。

总而言之，冠心病是一个"本虚标实"之证。在发病过程中，心、肝、脾、肺、肾五脏虚损是病之本；气滞、血瘀、痰浊、阴寒是病之标。标实本虚是冠心病的病机特点。

冠心病医案

李玉奇验案 1 则

验案

某男，65 岁。患冠心病 10 余年，胸闷痛时有发作，伴乏力，时有畏寒，饮食欠佳，舌淡苔薄，脉细弱，心电图提示 ST－T 改变。该患年逾六旬，阳气不足，诸证随生。治疗应着眼于"阳"与"气"。以益气温阳为法，温肾阳而通心阳，兼以化瘀通脉。标本兼顾，补中寓通，补而不滞。心肾同治，气血同调。

处方：人参 10 克，苦参 15 克，丹参 20 克，川芎 10 克，薏苡仁 20 克，何首乌 25 克，淫羊藿 15 克。

服 10 余剂，患者症状及心电图缺血改变明显缓解。

【诊疗心法要点】李老师认为临证治疗冠心病需四诊合参，辨明阴阳寒热虚实。冠心病为本虚标实之证，虽然现代医学证实冠状动脉内可见粥样斑块,但本非实证,实为气虚、阳虚之证。倘若虚实不辨,一味攻伐,则犯虚虚实实之戒。冠心病从肾论治,以补为主,补中寓通,验之临床,常收桴鼓之效。

本案人参、苦参、丹参同用,为治疗冠心病的要药。人参被誉为"百草之王",味甘微苦,最善大补元气,复脉生津。心之津气足则血脉和,体现出气为血之帅。真正的野山参目前已经很难寻觅,若幸而得之,定为此方锦上添花。方中"参"切勿滥用。古代医家指出:"辽参禀性醇正,绝无刚烈气象,是以滋养阴津尤其独步,而高丽参则已有刚健姿态,温升之性时时流露,所以能振作阳气,战胜阴霾。二者所主之病,一则养阴而兼理虚热,一则补阴而即以扶阳,各有专主,不容惑紊。"这段话告诫医生选用人参治疗疾病应该分清病机寒热。淫羊藿甘温入肾,补益阳气,通行经络,诸邪阻于经脉而为胸痹者,皆可祛除。何首乌阴不甚滞,阳不甚燥,补肝肾,敛精气,阴阳、水火相济,心肾相交。丹参去瘀生新,能补亦能行,"一味丹参,功同四物"。苦参为佐药,川芎为血中气药,二者配伍使整方补而不滞。薏苡仁健脾,又顾护胃气,使诸药发挥药性。同时薏苡仁又扶助正气,切中病机。(张泽 2011 年第 3 期《世界中西医结合杂志》)

孔光一验案 3 则

验案 1

石某,女,50 岁。2003 年 5 月 30 日初诊。主诉:胸痛月余。病史:胸背相引而痛,寐差,口干口苦,尿黄,或有头痛,手足心热,纳差,冠心病史 5 年。舌苔根腻、质红,左脉弦。孔老师诊为胸痹(肝热凌心)。治则:养心清肝。

处方:柴胡 10 克,赤芍 10 克,白芍 10 克,太子参 15 克,麦冬 15 克,丹参 30 克,郁金 10 克,半夏 10 克,青皮 6 克,陈皮 6 克,茯苓 15 克,白术 10 克,砂仁 6 克,黄芩 10 克,龙胆草 10 克,夏枯草 10 克,天麻 8 克,杜仲 10 克,牛膝 10 克,莲子心 6 克,酸枣仁 10 克。7 剂。

1周后复诊,诸证减轻,原方加减,再进7剂。

验案2

　　王某,女,75岁。2004年1月19日诊。胸中烦热1年余,素寐差,右侧头痛,大便稀干不调,尿黄热或腰酸,目红,高血压服用西药控制,苔薄黄、边尖红而暗,口干,左脉虚弦略大。西医诊为冠心病。孔老师诊为心气不振,肝热内扰(胸痹)。

　　处方:柴胡10克,赤芍10克,白芍10克,丹参30克,太子参15克,麦冬20克,半夏10克,茯苓15克,白术10克,砂仁5克,神曲15克(后下),黄芩10克,龙胆草6克,炒栀子10克,菊花10克,僵蚕10克,怀牛膝10克,莲子心6克,竹茹6克。6剂。

　　药后诸证减,大便偏稀,上方去莲子心,加黄连4克。

验案3

　　邢某,女,72岁。2002年7月22日初诊。左胸隐痛日久,食不振,腹胀,便秘,有痰咯不畅,左腿肿,肢麻,口渴,尿黄,血压高,西医诊为冠心病。左脉弦滑乏力,苔黄腻。辨证:心脾不振,痰湿内阻。

　　处方:党参10克,麦冬30克,丹参30克,郁金10克,柴胡10克,半夏10克,茯苓15克,白术10克,枳壳10克,砂仁6克(后下),厚朴10克,紫苏子6克,紫苏梗6克,栝楼20克,黄芩10克,天麻6克,怀牛膝10克。

　　7剂后复诊:胸痛减,痰出畅,便可,仍腹胀,尿热,脉弦滑,舌中腻黄。原方加减再进7剂。

　　【诊疗心法要点】孔老师治疗冠心病从调肝、理脾、养心入手,收效甚佳。上述三案,孔老师均从心、肝、脾三脏论治,采用调肝、理脾、养心之法治之而获效。验案1肝热较重,症见头痛、口苦干、尿黄、寐差等症,故在基本方基础上加龙胆草、夏枯草、天麻以清肝平肝;验案2心气不振与肝经郁热并重,故清肝与养心双管齐下;验案3脾虚较重,痰浊中阻,故加重健脾化痰理气之品,如党参、厚朴、紫苏子、紫苏梗、栝楼、枳壳等药。(严季澜2006年第6期《贵阳中医

李济仁验案2则

验案1

张某,男,50岁。冠心病史5年,西医心电图提示:冠状动脉供血不足,陈旧性心肌梗死,左心室劳损。经中西医治疗,效果均不显著。症见:心痛彻背,胸闷气短,伴有心慌,汗出,背寒肢冷,面色不华,夜卧不安,舌质淡、苔薄白,脉沉细。证属胸阳不振,治宜补气益阳,温经通络,以归芎参芪麦味汤加味治之。

处方:当归、潞党参、紫丹参各15克,川芎、五味子、附子、枳壳、枳实各10克,黄芪30克,麦冬12克,肉桂6克。

服5剂,心痛、胸闷略减,但活动后仍觉心慌、纳少。患者久病素体亏虚,胃气亦见衰弱。仍守原方再增大补气之力,潞党参改为红参10克(炖服),又加炒白术10克,用以健脾益胃。服药5剂,心慌已止,胃气复苏,饮食增加,再服10剂以善其后。10天后随访,病情控制,复查心电图较前明显好转。

验案2

王某,男,63岁。患者血压持续偏高,屡发心前区闷痛并有紧缩感,偶遇风寒或情志不遂时更重,含服硝酸甘油片暂缓。曾做心电图提示"左室高电压",符合慢性冠状动脉供血不足之象。血脂分析:胆固醇9.97毫摩尔/升;低密度脂蛋白胆固醇19.4毫摩尔/升;诊断为高血压性冠心病。症见:胸中胀痛,惊惕不安,眩晕,肢体麻木,夜寐梦扰,面赤口干,舌质绛、苔少,脉细数。证属心肾不交,阴虚阳亢,血脉凝阻。治宜滋阴清热,行血活络。方以归芎参芪麦味汤加味。

处方:当归、潞党参、丹参、夜交藤各15克,川芎、五味子各10克,麦冬、何首乌各12克,黄芪20克。

患者服药后症状悉减,唯口干依旧,舌质仍绛,应当再增加滋阴清火之品,上方加细生地20克、鲜石斛10克,以退虚火。服7剂,阴分渐旺,虚火清而血行畅,夜寐亦安。虑其多梦,心肾交而不固,嘱其守方继续服用,并早、晚服用柏子养心丸。月余后病安,血压稳定。

【诊疗心法要点】李老师认为胸痹心痛病位在心及心之脉络,并涉及肝、脾、肾,属本虚标实,虚实夹杂之证。本虚常为心、脾、肾不足;标实常为寒凝、痰浊、瘀血、气滞等郁阻脉络。本病患者常为素体虚损,往往又复加饮食不节,情志失调,外邪侵袭等因素而诱发本病。中医认为:"痛则不通,通则不痛",治"痛"的关键在于"通"。"通"的内涵十分广泛,不仅单指活血、行气、化瘀,也指补虚、助阳、温里等方法。而李老师将这一治疗理念在临床上更是诠释得淋漓尽致。自拟"归芎参芪麦味汤"临证加减施治,疗效显著。(范敬2010年第4期《云南中医中药杂志》)

王煦验案2则

验案1

肖某,女,65岁。2012年3月20日初诊。间断胸闷胸痛9年,西医诊断为不稳定型心绞痛、冠状动脉硬化性心脏病、高脂血症,心悸气短,动则益甚,周身乏力,语声低微,易汗出,大便黏腻不爽,舌质淡红、舌体胖大边有齿痕、苔薄黄,脉虚细缓。

处方:生黄芪25克,生晒参20克,麦冬12克,五味子3克,酸枣仁12克,当归20克,丹参15克,合欢皮15克,红花6克,炒白术12克,炒枳壳12克,炒白芍20克,郁金12克,制香附12克。14剂,水煎服,每日1剂。

二诊(4月12日):诸证明显改善,仍有心前区不适,咽部不舒,舌质淡红、舌体胖大边有齿痕,苔薄白腻,脉虚细缓。

处方:上方减去炒白术、炒枳壳、炒白芍、郁金,加香橼12克、紫苏梗 5 克、炙甘草 10 克、赤芍 15 克，白芍 15 克。14 剂，水煎服，每日 1 剂。

二诊（4 月 26 日）：心前区不适，稍活动仍气短，近日失眠，眼花，大便可，质淡红，舌体胖大边有齿痕、苔薄白腻，脉虚细缓。

处方：首诊方去炒白术、炒白芍、郁金，加化橘红 12 克、决明子 15 克、炙甘草 10 克。

验案 2

赵某，男，65 岁。2012 年 5 月 22 日初诊，半年前曾患丹毒，输液治疗，几愈，现心慌胸闷，颈项发硬，后脑发沉，下半身燥热，肢体沉重，倦怠乏力，纳少，大便黏腻不爽，舌体胖大边有齿痕、苔厚腻微黄，脉滑。

处方：栝楼 20 克，薤白 18 克，炒白术 12 克，炒枳实 12 克，茯苓 18 克，焦山楂 15 克，焦麦芽 15 克，焦神曲 15 克，当归 20 克，丹参 15 克，清半夏 10 克，化橘红 12 克，竹茹 12 克，合欢皮 15 克，泽兰 18 克。7 剂，水煎服，每日 1 剂。

二诊（5 月 29 日）：患者主诉心慌、胸闷明显好转，后脑勺及颈项不舒均也好转，燥热改善，大便黏腻不爽，舌体胖大边有齿痕、苔厚腻微黄，脉滑。

处方：上方去竹茹、清半夏，加木香 10 克、浙贝母 15 克，7 剂。水煎服，每日 1 剂。

【诊疗心法要点】王老师自幼随父亲王绵之学习，认为冠心病的病因病机虽然错综复杂，但不外乎虚实两端，虚即宗气不足，实乃气滞痰瘀。

验案 1：本例患者辨证为宗气不足、阴血亏耗，治疗以生脉散加减。生脉散出自金·李东垣的《内外伤辨惑论》，功用益气生津、敛阴止汗，原为暑热汗多，耗气伤液或久咳肺虚，气阴两伤所设。现代用其治疗心悸、气短、胸闷、汗出、眠差、口干思饮、舌质淡红、少津、脉结代，证属宗气虚者亦有良效。生晒参大补元气，麦冬补阴，两药配合，补气养阴，五味子收敛心气。另外，重用生黄芪、炒白术等补气,补气主要是甘温益气,因为"少火生气,壮火食气",少火才能生气;补气时多配伍行气理气之品,如炒枳壳、制香附等,气虚时其本身运行、升降功能不足,单用补气药易致气壅;补气时也常配补血药,如当归、丹参、酸枣仁等,血是依气而生,气虚日久必会导致血虚。宗气虚,同时又有气滞、痰瘀、血瘀,故处方中又常配活血化瘀药,如红花、丹参等。而生黄芪、当归、炒白芍等阴柔之品,用以防耗气伤阴之弊。

验案2:本例证属痰浊闭阻,且有郁而化热之象。拟法通阳泻浊,豁痰宣痹,治疗以栝楼薤白半夏汤加减。本类方剂只能用于痰浊明显的实证,或虽正虚而尚耐攻伐者权宜使用,待痰化而胸阳布展,胸中有旷然之意,便即停服。但是痰浊生成的内在原因很多,或因肺失清肃,津停痰聚;或膏粱厚味,脾虚不建运,痰浊酿生;或因肝郁而致气机不畅,升清降浊功能下降,病久之人多因瘀阻生痰,痰瘀交阻,因此,欲断其痰源,还得缓图其功。也正是此原因,王老师在用栝楼薤白之类时,同时加用健脾理气活血之药。理气常用桔梗、枳壳、佛手、制香附等,活血化瘀多用桃仁、红花、赤芍、牡丹皮等,破血逐瘀之水蛭、三棱、莪术等尽量少用或不用。不贪图一时之快,用峻烈之品,或滥投重剂徒伤正气。(苏玉梅2014年第4期《中国药物经济学》)

王自立验案1则

验案

某男,48岁。1980年10月25日初诊。患者因过劳,左侧胸部剧烈疼痛5小时,伴肩背痛及左侧小指疼痛,气短,喘促,面色青紫,四肢不温,舌质暗淡,脉沉涩。心电图示:下壁心肌梗死。王老辨证为心脉瘀阻、阴寒凝滞,治当活血化瘀、辛温通阳。急投冠心苏合丸含服,并用丹参饮合栝楼薤白桂枝汤加味。

处方:丹参15克,檀香10克,砂仁6克,栝楼15克,薤白10克,枳实10克,桂枝10克,制附子15克,红参10克。每日1剂,水煎服。

上方服3剂后,疼痛减轻,胸部仍闷胀,活动后气短,出汗多,舌质转淡,脉沉弦无力。药已中病,复用前方减制附子量至10克,去枳实、桂枝,加黄芪15克。继服15剂后,疼痛消失,但感倦怠乏力,饮食欠佳,心前区不适,舌淡、有齿痕,脉沉细,乃心脾两虚之证,以归脾汤半个月收功。

【诊疗心法要点】阳微阴盛,痹结在胸。胸中者,清阳之地,心肺居之,心主血,肺主气,血为荣,气为卫,荣卫相随,经络通行;卫为阳,荣为阴,卫主温煦,荣主润濡,故上焦开发则营卫通行,清阳充盛则膻中以明。夫阳一虚,营卫不行,胸阳失宣,阴即乘之,气机郁滞,血行不畅;乱于胸中则痹,逆于脘腹则胀,遂令痛胀并作。

胸为气海,巨阳所寄。今浊阴上泛,窒塞有加,致清廓之区为云雾之乡,故急则治其标,先解其围,投冠心苏合丸、丹参饮等,用辛以开胸痹,用温以行阳气,阳得化,气得运,血得行,瘀得散。又心主血而藏神,脾生血而藏意,君主赖仓廪资养,脾阳靠神明主宰,治标之法,已达病所,其痹虽解,然虚象外露,究其化源不足,心无所养,是以心脾两虚之证作矣;心气不足则惊悸、怔忡,脾气虚弱则倦怠乏力,故缓则治本,双解心脾,宜归脾汤。(杨作平2010年第7期《中国中医药信息杂志》)

张镜人验案1则

验案

某男,58岁。1981年9月24日初诊。1周来心前区持续疼痛,胸闷,痰多,夜寐少安,舌淡红、舌苔薄腻,脉弦细滑。心电图检查示急性心肌梗死。根据其主症当属中医"真心痛"范畴,乃痰湿内阻,心气失宣,营血运行不利,心络瘀滞所致。治拟养血调营,宣痹行瘀,兼化痰湿。

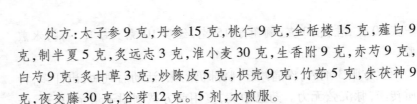

处方：太子参 9 克，丹参 15 克，桃仁 9 克，全栝楼 15 克，薤白 9 克，制半夏 5 克，炙远志 3 克，淮小麦 30 克，生香附 9 克，赤芍 9 克，白芍 9 克，炙甘草 3 克，炒陈皮 5 克，枳壳 9 克，竹茹 5 克，朱茯神 9 克，夜交藤 30 克，谷芽 12 克。5 剂，水煎服。

二诊：服药 5 剂后心前区疼痛已减，仍感胸闷，痰出较畅，精神好转，脉细弦滑，苔薄白腻、质红。前方加减续进，以祛痰理气，宣痹行瘀。

处方：太子参 9 克，丹参 15 克，桃仁 9 克，全栝楼 15 克（打碎），薤白 9 克，炙远志 3 克，淮小麦 30 克，香附 9 克，赤芍 9 克，白芍 9 克，炙甘草 3 克，枳壳 9 克，竹茹 5 克，朱茯神 9 克，夜交藤 30 克，谷芽 12 克。

患者守方服用 2 周，病情稳定，胸闷、心前区疼痛等诸症逐渐好转。

【诊疗心法要点】张镜人教授论治内科杂病十分重视"痰"与"瘀"在疾病过程中的作用，临床上活血化瘀与祛痰通络相结合，在治疗疑难杂症中屡起沉疴。本例属真心痛之轻者，乃痰瘀交阻，心气不得通达所致，宗栝楼薤白半夏汤合温胆汤化痰通阳，丹参、桃仁、赤芍活血通络为主，佐以养心安神治之。《金匮要略心典》云："胸痹不得卧，是肺气上而不下也。心痛彻背，是心气塞而不和也。其痹为尤甚矣。所以然者，有痰饮以为之援也。故与胸痹药中加半夏以逐痰饮。"方中全栝楼、枳壳宽胸散结；薤白温经通阳，制半夏、制远志祛痰除湿，生香附理气畅中，盖痰积久滞，久则必有瘀阻，痰瘀交结，着于包络，以致痹而不畅，故再增丹参、桃仁、赤芍调营化瘀，则痰浊化而瘀壅遂开。（张存钧，王松坡，张镜人 2008 年第 6 期《山东中医杂志》）

周信有验案1则

验案

　　吴某,女,65岁,退休教师。患者阵发性胸闷、胸痛、气短、双下肢浮肿2年余,曾诊断为冠心病、心绞痛、慢性心力衰竭(简称"心衰"),多次心电图显示ST－T改变。心绞痛严重时需含服硝酸甘油,患者病情每因情绪因素及劳累加重。近1年来患者因家庭纠纷,病情加重。每周心绞痛发作6次,每次持续5～10分钟,需服硝酸甘油才能缓解。本次发作在附近医院就诊予地奥心血康,2片/次,每日3次治疗,症状无明显好转。查体:脉搏78次/分,呼吸18次/分,血压120/83毫米汞柱(1毫米汞柱＝0.1333千帕),心肺(－),舌质暗红、苔白腻,脉滑。心电图示:ST段Ⅱ、Ⅲ、aVF、V_{4-6}均下移0.05～0.1mV。西医诊断:冠心病(劳累性心绞痛);中医诊断:胸痹(痰浊血瘀证)。治疗以通为补,以化痰宣痹、活血化瘀为法,方用心痹一号。

　　处方:栝楼9克,丹参15克,黄芪30克,延胡索20克,生山楂20克,地龙15克,桂枝6克,降香6克,淫羊藿20克,川芎15克,郁金15克,赤芍15克,三七粉5克(早晚分冲),水蛭粉5克(早晚分冲)。1日1剂,水煎服。

　　服药1周病情改善,心绞痛发作次数每周减至4次,每次发作持续5～10分钟,双下肢浮肿减轻;服药2周,心绞痛发作次数减至每周2次,每次持续2分钟,再未服用硝酸甘油,心电图大致正常,气短不明显;服药6周后,心绞痛症状消失,无气短,双下肢无浮肿,心电图正常。

　　【诊疗心法要点】周老师根据冠心病的临床症状、体征和虚实交错的病理特点,将冠心病分为气虚血瘀、痰浊阻滞型,气阴两虚、心脉瘀阻型,阴虚阳亢、血脉瘀滞型,心肾阳虚、寒滞血瘀型4型。提出益气补肾、活血祛瘀、宣阳通痹、芳香开窍四法。临床应用常获良

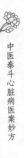

效。该患者年事已高,阳气亏虚。气虚不运则血脉瘀滞,心脉痹阻,心阳不振,脾阳不足,寒凝血瘀,痰浊内生。痰浊内停,津液不得输布,则为水肿。痰浊和瘀血闭塞心脉,不通则痛,从而产生心前区疼痛、心悸等症状。治以宣阳通痹,理气化痰,活血祛瘀为法。使心阳充足,脾气健运,血行通畅,津液输布正常,故诸证自消。(孟宪宗、周语平 2007 年第 2 期《甘肃中医学院学报》)

张磊验案 2 则

验案 1

某女,60 岁。2006 年 9 月 29 日初诊。活动后气短 8 年余,善太息,伴眩晕,唇紫,口淡乏味。自汗出,心烦多梦,入睡困难。舌略暗、苔厚腻微黄,脉沉涩而结。既往有高血压病 10 年,自述控制良好。心电图示:窦性心律不齐,前壁 ST - T 改变。冠状动脉造影:前降支远端狭窄 75%。治以苓枳汤加减。

处方:茯苓 10 克,杏仁 10 克,陈皮 10 克,炒枳实 10 克,丹参 30 克,檀香 3 克(后下),砂仁 3 克(后下),党参 10 克,麦冬 10 克,五味子 10 克,山茱萸 10 克,节菖蒲 3 克,远志 6 克,炒酸枣仁 15 克,生甘草 3 克。水煎服,每日 1 剂。

二诊(10 月 27 日):服上方 25 剂,气短发作减少,可进行一般日常活动,入睡良好,醒后难再寐,时有心慌胸闷,久视眩晕,舌暗、苔薄白,脉沉细结,治以安心汤加减。

处方:党参 10 克,麦冬 20 克,五味子 10 克,山茱萸 10 克,炒酸枣仁 15 克,柏子仁 6 克,丹参 30 克,生地黄 30 克,淮小麦 30 克,节菖蒲 6 克,桂枝 3 克,炙甘草 6 克,大枣 6 枚为引。水煎服,每日 1 剂。

三诊(11 月 22 日):服上方 20 余剂,心慌、眩晕减轻,寐可,但每晨五时许身热汗出。舌淡暗、苔白厚,脉沉细涩。仍以上方增损。

处方:党参 10 克,麦冬 20 克,五味子 10 克,山茱萸 10 克,丹参

30 克,降香 6 克,细辛 3 克,桂枝 6 克,节菖蒲 3 克,炒酸枣仁 20 克,淮小麦 30 克,炙甘草 6 克,大枣 4 枚为引。水煎服,每日 1 剂。

验案 2

某男,71 岁。2007 年 4 月 23 日初诊。诉胸骨后闷痛,动则发作,休息后可缓解 2 年余,伴心悸,口干不多饮,倦怠乏力。舌质暗、苔白厚湿滑,脉沉滞。既往有高血压病史 1 年。心电图示:ST－T 改变。治以宽胸汤加减。

处方:栝楼 30 克,薤白 15 克,桂枝 10 克,炒枳实 10 克,厚朴 12 克,半夏 12 克,茯苓 30 克,陈皮 10 克,丹参 30 克,檀香 3 克(后下),砂仁 3 克(后下),生姜 3 片。水煎服,每日 1 剂。

二诊(5 月 18 日):服上方 24 剂,胸闷减,胸痛消失,唯活动后气短乏力,多寐,双足青紫浮肿,触之凉,舌红、苔水滑,脉弦涩。予生脉散加附子汤加减。

处方:党参 10 克,麦冬 10 克,五味子 10 克,制附子 10 克,薏苡仁 30 克(先煎),桂枝 10 克,炒枳实 10 克,陈皮 10 克,丹参 30 克,檀香 3 克(后下),砂仁 3 克(后下),淮小麦 30 克,炒麦芽 15 克,炙甘草 6 克,生姜 3 片。水煎服,每日 1 剂。

二诊(6 月 20 日):服上方 30 剂,胸闷痛消失,双足温暖,浮肿消失,唯皮色略紫,以二诊方加红花 10 克、薤白 10 克,制水丸,如绿豆大小,每次 60 粒,每日 3 次,以善后调理。

【诊疗心法要点】故张老师认为:心血不足乃冠心病的发病根本,而心脉瘀阻则为致病之标。治疗上以"心血宜养宜活"立论,谨遵"气血同调""标本兼顾"之旨。

验案 1:此乃饮邪上犯,胸阳不振,兼心气不足,心血瘀阻,阴阳失调之证,以苓枳汤去桂姜以宣利水湿,生脉散加山茱萸益心气,丹参饮养血活血散瘀,节菖蒲、远志祛湿化浊,通脉透窍,炒酸枣仁养心安神。二诊,饮邪渐化,心气不足,心脉瘀阻,心神欠安,以安心汤益气养心安神,丹参活血通心脉,重用生地黄以逐血瘀,节菖蒲、桂枝少许,辛温通阳,水饮无由再生。三诊,心气渐充,胸阳来复,心神

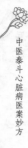

渐安,心脉顺畅,继以上方去生地黄,加降香、细辛辛温通窍活血而收功。

验案2:此乃痰湿闭阻,胸阳不振,气结血瘀之证,故以宽胸汤治之,重用栝楼宽胸理气、宣痹化痰涤浊,加炒枳实、厚朴降气散结,丹参饮活血辛温通脉。二诊,痰湿渐化,心脉失畅,心气不足,心阳为寒湿所困,故用生脉散益气养心,薏苡附子散加桂枝、生姜以温化寒湿、通心阳,丹参饮活心血、通心脉,淮小麦养心神,陈皮、炒枳实、炒麦芽理气运脾,以绝生痰之源。三诊,痰浊寒湿消散,阳气未复,犹冬去春回,唯心脉失畅,故以上方加红花活血,薤白通阳。用丸药缓图,以期长治久安。(金先红,陶洁 2008 年第 5 期《中医研究》)

翁维良验案3则

验案1

某男,56 岁。2009 年 3 月 12 日初诊。患者 3 月前曾因冠心病于外院行冠状动脉支架术,术后病情无明显改善,心绞痛仍发作频繁,外院建议再置支架,患者拒绝而求治于中医。刻下:心痛如针刺刀割。胸憋闷,两肩背痛,面胀目赤,头晕而沉,口唇青紫,舌紫红、有瘀斑点、苔薄白,脉弦。西医诊断为冠心病心绞痛(支架术后);中医辨证为气滞血瘀。治宜理气止痛、活血化瘀。

处方:三棱 12 克,莪术 12 克,丹参 15 克,川芎 12 克,赤芍 12 克,红花 12 克,高良姜 10 克,酸枣仁 15 克,郁金 12 克,香附 12 克,黄芪 12 克,太子参 12 克。每日 1 剂,水煎服。心绞痛发作时予硝酸甘油。

二诊:服上方 20 剂后,无明显心绞痛发作,硝酸甘油减量,精神可,余症改善,舌脉同前,守前方继服。如咳嗽加杏仁、枇杷叶、百部;外感加防风、羌活等;便秘加栝楼、胖大海。治疗 1 年,心绞痛未发,一般情况好,嘱仍以理气活血中药调理。

验案2

某男,51 岁。2008 年 7 月 15 日初诊。患者 3 年前因冠心病而行冠状动脉支架术,术后常规西医治疗,病情较平稳,胸闷、心痛等症状缓解。但近 1 个月又觉不适,活动后胸闷,伴心慌气短,易大汗出,口干欲饮水,舌质暗、苔黄腻,脉代无力。既往曾有心房纤颤病史 4 年。西医诊断为冠心病(支架术后);中医辨证为气阴两虚、气滞血瘀,兼湿浊。治宜益气养阴、行气活血,兼清利湿浊,芳香通痹。

处方:①黄芪 15 克,丹参 15 克,川芎 12 克,红花 12 克,赤芍 12 克,北沙参 12 克,车前草 15 克,土茯苓 15 克,防风 10 克,白术 12 克,玉竹 12 克,决明子 12 克,葛根 15 克。每日 1 剂,水煎服。②散剂。三七 80 克,延胡索 160 克,郁金 160 克,酸枣仁 200 克,荜拨 100 克,高良姜 100 克。研细末冲服,每次 3 克,每日 3 次。

二诊:服上方 14 剂后,患者胸闷、心慌、气短有所好转,仍汗多,因目前正值长夏季节,暑湿为患,汗为心液,夏季汗多,常常会诱发或加重原有心脏病。①方加荷叶 15 克、藿香 10 克、佩兰 10 克,以解暑祛湿;②散剂如前。继用 14 剂后,该患者定期门诊治疗,但仍以上方加减,并坚持服用散剂。至今已经治疗近 2 年。胸闷、心慌等未再发作。

验案3

某女,60 岁。2008 年 4 月 6 日初诊。胸闷胸痛,每日发作 2～3 次,含硝酸甘油可缓解,常因劳累或生气诱发,头晕,目眩,耳鸣,口苦,烦躁不安,失眠,多梦,畏寒喜暖,腰酸,肢体麻木感,全身乏力,舌质暗、苔白腻,脉细。心电图示 ST－T 改变。西医诊断为冠心病;中医辨证为阳气闭阻、痰浊血瘀。治宜宣痹温阳、活血化浊。

处方:栝楼 15 克,薤白 15 克,桂枝 12 克,党参 15 克,当归 12 克,丹参 20 克,高良姜 10 克,香附 15 克,荜拨 10 克,石菖蒲 10 克,郁金 15 克,陈皮 10 克,法半夏 10 克。每日 1 剂,水煎服。

二诊:服上方 7 剂后,心绞痛减轻,每日发作 2 次,畏寒减轻,仍气短、乏力,自觉胃不适,舌质暗,脉细。以上方加强益气豁痰之力,并加破血之品。

处方：栝楼 30 克，薤白 15 克，法半夏 15 克，荜拨 10 克，桂枝 10 克，党参 30 克，丹参 30 克，香橼皮 12 克，乳香 3 克，没药 3 克，桃仁 12 克，黄芪 30 克，红花 10 克，延胡索粉 2 克（冲）。

三诊：上方服 8 剂后，心绞痛完全缓解，无明显胸闷，头晕目眩有明显好转。此后患者间断门诊治疗，以上方为基本方，破血药适当应用，患者至今病情平稳。

【诊疗心法要点】翁老师认为，"胸痹""心痛"的根本原因在于心脉不通，不通则痛。治疗上，翁老师尤重视活血化瘀法在冠心病中的治疗作用，认为该法是冠心病最主要的治疗方法之一，在益气、温阳、滋阴、行气、辛散等方法的同时，常需配合活血化瘀药。

验案 1：本案在行气、益气基础上，重用活血、破血药物，使患者心绞痛症状得到迅速缓解，且病情稳定。《黄帝内经》指出，血脉闭阻可致心痛，"脉者，血之府也……涩则心痛""心主血脉""心痹者，脉不通"；并提出了血瘀证的治则，即"血实宜决之""结者散之""留者攻之""去菀陈莝"等。张仲景提出了治疗血瘀的具体方药，如大黄䗪虫丸、鳖甲煎丸、桃核承气汤、桂枝茯苓丸等。叶天士"久病入络"学说认为，久病气血运行不利，必有血瘀，并善用虫药治疗血瘀证。王清任所创的血府逐瘀汤及张锡纯的活络效灵丹等，均为近代活血化瘀法治疗血瘀证的典范。翁老师认为，无论何种原因引起的心痛，即使临床中血瘀的证候不明显，血瘀也是发病的关键因素之一。在辨证时，对病程短者，应考虑其伴有血脉滞涩的一面；对病程长者应考虑其伴有瘀阻心脉的一面。另外，临床使用破血药时，切忌久用、多用，否则耗伤正气。俟病情缓解，则改用和血药。

验案 2：本例患者在益气活血汤剂的基础上，配合使用了芳香温通药物，采用散剂的服法，从而有一定疗效。散剂具有芳香成分不易丢失、服用方便、取效迅速、患者可长期坚持服用等优点。翁老师将芳香温通剂用于冠心病、心律失常等疾病的治疗时，一般将散剂分为以下几类：活血化瘀散剂（丹参、赤芍等）、益气活血散剂（人参、三七等）、行气活血散剂（三七、延胡索等）、芳香温通散剂（丁香、桂枝等）、温通活血散剂（沉香、高良姜等）、益气温通活血散剂（红参、沉香、延胡索、三七、琥珀、冰片等）。本例患者所用的郁金、荜拨、高良姜气味芳香行气；三七、延胡索温通活血。诸药配合，芳香温通、开窍宣痹，与汤剂共同起到益气、行气、活血通痹的作用。

验案3：宣痹通阳法常用的代表方剂有栝楼薤白白酒汤、栝楼薤白半夏汤、枳实薤白桂枝汤等。其中薤白是常用药，有温通宽胸理气的作用。《灵枢·五味》云："心病宜食薤。"栝楼味甘、性寒，《名医别录》谓其"主胸痹"，《本草纲目》谓其"涤痰结"。本例患者以宣痹通阳豁痰法为主，配合运用益气、活血法，采用栝楼薤白桂枝汤合栝楼薤白半夏汤加味。首诊后，症状有所好转。二诊加强了益气豁痰药物剂量，并加用破血逐瘀药，使病情迅速明显缓解。（于大君2011年第10期《中国中医药信息杂志》）

唐祖宣验案1则

验案

唐某，男，51岁。平时伏案少动，熬夜频繁，经常失眠、多梦。3年前查体时发现高血压，血压持续在190～170/120～100毫米汞柱之间。冬季以来，常阵发心前区刺痛。后因劳累过度，加之情志不舒，骤发胸背刺痛，大汗淋漓，面色苍白，四肢厥冷，手足青紫，处于昏迷状态，急送某医院，诊以心肌梗死。经吸氧、输液等抢救措施，3日后脱险，后入我院住院治疗。先后用活血化瘀、祛湿化痰、育阴潜阳等法治之，症状时轻时重。症见：面色青黄，剧痛难忍，背冷恶寒，汗出不止，四肢发凉。色呈青紫，舌淡、苔白多津，脉沉细。证属阴寒内盛，胸阳不振，背恶寒尤为突出，投附子汤加味以观疗效。

处方：红参、炮附子各10克，白术、川芎各15克，白芍、茯苓、薤白各30克。急煎频服。

服药须臾，汗止，精神好转，疼痛减轻，2剂后背冷减轻，疼痛消失，以上方继服40剂，心绞痛未再发作，背冷消失，血压稳定在

150～104/100～90 毫米汞柱之间。能上班工作。

【诊疗心法要点】胸痹多为现代医学的冠心病、风心病、肺心病、心绞痛等疾患。唐老师据证凭脉，认为此类疾病都具"虚不受外，实不受攻"之共同点，强调"有阳则生，无阳则死""心脏疾患病至后期其共同病机为心、肺、脾、肾阳气不足，命门火衰为本，邪气有余为标，形成本虚标实之疾，温阳祛邪，方可收功"。唐老师对于冠心病常用通阳化浊法。多用栝楼薤白半夏汤加味，风心病多用温阳化饮、补虚散寒法，多用木防己汤加减治之；肺心病用宣上运中，导水下行，前后分消法，多用己椒苈黄丸治之。冠心病伴心绞痛乃虚中夹实证，用温阳益气、活血化瘀法，多用茯苓四逆汤加味治之，以上四方中必加用附子温肾助阳。如出现四肢厥冷，大汗淋漓，面白唇淡，呼吸微弱，声音低微，舌淡苔白，脉微欲绝之危证，必回阳救逆。此时宜用茯苓、桂枝各 30 克，炮附片、红人参各 15 克（另煎频服），干姜、炙甘草各 12 克。此方中炮附片为温肾阳之主药，桂枝为通心阳之佳品，两药合用，一温一通，每能收效。心悸者重用桂枝、茯苓、炙甘草；脉迟酌加麻黄、细辛；脉细微者重用人参、附子，酌加五味子、麦冬；脉结成代者重用炙甘草。（许保华，唐文生，唐丽，等 2008 年第 2 期《世界中西医结合杂志》）

李士懋验案 2 则

验案 1

某男，66 岁。2011 年 11 月 8 日初诊。主诉：间断性胸痛半月，伴嗳气 1 年。2 年前患者因急性胸痛憋闷于某医院进行抢救，行冠状动脉造影，确诊为冠状动脉粥样硬化性心脏病，经抗凝、抗血小板聚集、扩张冠状动脉（简称"扩冠"）等措施治疗后缓解。出院数月后，患者嗳气不断，多次于门诊予中西医结合治疗，用和胃降逆之法，效果均不明显，患者甚感苦恼。刻下：患者自述行走几十步即感胸痛、喘憋，服硝酸异山梨醇酯后可缓解。天突处噎塞，半夜 1 点后,可连续嗳气 3 个小时,夜寐不安,下肢冰冷,面色黧黑,舌暗,脉沉而涩滞。心电图示 T 波广泛低平,V_{4-5} 倒置,Ⅱ、Ⅲ、aVF 遗留病理性 Q 波。中医诊断:胸痹心痛,嗳气。证属阳虚寒凝,血行瘀滞。治以温阳下气、行气活血之法,予桂甘姜枣麻辛附子汤合血府逐瘀汤加减。

处方:麻黄 5 克,桂枝 12 克,细辛 9 克,炮附子 30 克,制川乌 10 克,干姜 5 克,川花椒 5 克,赤芍 12 克,桃仁 12 克,红花 12 克,生蒲黄 10 克,水蛭 10 克,川芎 8 克,当归 12 克,桔梗 10 克,延胡索 12 克,红参 12 克。20 剂,每天 1 剂,水煎服,早晚 2 次,每次取汁 150 毫升左右,温服。

二诊(2011 年 12 月 2 日):胸痛症状较前缓解,发作次数明显减少,但仍有下肢冰冷症状,天突处噎塞,嗳气频发。面色稍有好转,但仍显暗沉,舌淡暗,脉沉涩。依前方炮附子加至 60 克,制川乌加至 15 克,30 剂,以加强温阳散寒之功。

三诊(2012 年 1 月 3 日):患者药后诸症大减,胸痛症状未有明显发作,每天扫院扫街,可骑车 10 千米。查心电图示 T 波:Ⅰ、Ⅱ、Ⅲ、aVL、aVF、V_{4-5} 尚低,除遗留之 Q 波外,心电图已大致正常。天突处尚有噎塞,但较前已觉无大碍,嗳气明显好转,除因受凉后嗳气发作 1 次,余未发作。面部渐露红色,舌转红。

因症未全消,且脉仍显沉涩,乃寒凝血瘀未除,嘱其仍需服药。依前方又服药 20 余剂,至 2012 年 2 月 7 日,诸证除,精力佳,面色转红,脉转缓滑,又依前方配散剂,以资巩固。

【诊疗心法要点】本案患者依据主诉、既往史、用药特点及辅助检查等不难判断病属胸痹,据其脉症当属阳虚寒凝,血行瘀滞。本案患者顽固性嗳气 1 年,经和胃降逆治法未能奏效,然从治疗冠心病的角度,以温阳下气、行气活血之法,多剂治疗之后,嗳症自除,效如桴鼓。所用方中,血府逐瘀汤乃王清任所出,历来为行气活血法治疗血瘀证的名方,适用于本案冠心病心绞痛属胸中血瘀证,加水蛭以破血除瘕,并生蒲黄、延胡索活血行气止痛,红参大补元气,防行散之药耗伤太过,又能疗心腹鼓痛,通血脉,开心益智。桂甘姜枣麻辛附子汤本出自《金匮要略·水气病脉证并治篇》:"气分,心下坚,大如盘,边如旋杯,水饮所作,桂枝去芍药加麻辛附子汤主之。"由此,医者有用之治以全身浮肿之阴水案例,证属阴盛阳微,水气泛滥,法在消阴救阳,扶寒逐水。本案并无"心下坚,大如盘"之证,又非单纯水气所作,为何移用之?因此证系真阳不足,阴寒之邪乘阳虚而逆僭清阳之位,所致"天突处噎塞"一症,故不必拘泥"坚"与"盘"及水气之轻与重,亦可辨证投以本方。如柯韵伯谓:此因寒邪内结,阳气衰而气不化,所谓自伤,气之削也,故于桂枝汤去芍药之微寒,合炮附子、干姜、桂枝以生阳气;麻黄、细辛以发阳气。另外佐以制川乌温燥下行,疏利开腠,川花椒辛散祛除寒气。诸药合用,阳气升,气化行,寒凝解,胸痹诸证自平,正如李东垣所言:"善治斯疾者,唯在调和脾胃,使心无凝滞……居温和之处,或食滋味……则慧然如无病矣,盖胃中元气得舒伸故也,即所谓'大气一转,其结乃散'也。"(陈玲玲2012年第5期《环球中医药》)

验案2

杨某,女,72岁。2004年5月21日初诊。胸闷、胸痛多年。心电图示:T波V_{4-6}低平,西医诊为冠心病。诊时伴嗳气、寐差易醒,脉沉迟无力。证为心阳虚衰兼血瘀,治拟温通胸阳,化瘀通脉。

处方:炮附子18克,炙川乌10克,桂枝10克,花椒5克,干姜4克,细辛4克,当归12克,红参12克,白芥子8克,炒莱菔子12克,沉香10克,桃仁12克,红花12克,生蒲黄12克。7剂。

药后胸痛好转,脘腹痛亦好转,仍嗳气,上方加巴戟天15克。服至6月11日,查心电图T波除V_4双向外,余正常。每天散步活动时有心慌症状,脉沉弦迟,继以炙甘草汤加茯苓15克、百合15克、炮附子10克、生蒲黄10克、丹参15克、炒莱菔子10克,6月18日停药。

【诊疗心法要点】冠心病有虚有实,实证见痰饮、气滞、火热、血瘀、寒凝等,虚证可见心气虚、心阳虚、心血虚、心阴虚等。虚实夹杂更为多见,如阳虚兼痰饮、寒凝和血瘀等。整个治疗过程中,李老师始终以脉为基准,脉变则方变,即使患者自觉症状虽消失,仍要以脉是否正常来确定是否继续服药。①以脉定虚实。脉沉取有力为实证,脉沉取无力为虚证。虚则补之,实则泻之,因证施药,是治疗冠心病的关键。②以脉定证型。如脉滑数有力,虽伴心慌、气短,仍治以清化痰热,选用小陷胸汤或导痰汤;脉弦实属气滞者,以四逆散疏肝理气,甚则选用血府逐瘀汤;脉沉细无力属血虚者,予当归四逆汤;脉沉弦细、弦缓属饮证者,予苓桂术甘汤、小青龙汤等加减温阳化饮;脉弦细数无力或结代、舌红少苔者属心气阴两虚,予炙甘草汤益气养阴复脉;脉弦大而空,阴不治阳者,常用三甲复脉汤加减滋阴潜阳。寸滑则化痰,寸沉无力则补气升阳。③以三关定脏腑。脉沉无力,然寸沉尤甚者,此心气大虚之征,加用生黄芪;在关部和尺部有异常变化者,要考虑因他脏而病及于心。例如虽病位在心,但关脉滑数而有力者,需清化阳明之痰热;尺脉沉不足,肾阳虚而致心阳虚,重用炮附子;脉弦细数或尺脉细数,肝肾阴虚而致心阴虚者,加用山茱萸;尺沉紧涩者,用麻黄、附子、细辛类温散少阴之寒邪;又有脉弦虚,证属肝阳虚者以乌梅丸温肝。脉见寸沉微、尺弦者或弦紧无力者或脉沉迟无力者,常以温补心肾,兼以活血利水治疗。(张再康2005年第7期《中医杂志》)

郭文勤验案3则

验案1

麻某,男,71岁。2001年4月19日初诊。患者为老红军,体重75千克左右,患冠心病30年,每年冬、春两季必有发作,西医治疗可以暂时缓解病情。逐年迁延发作,病情持续加重,逐渐进展为难治性心衰。本次因情志刺激而得发,气短、水肿发作明显。由于常年大量应用西医治疗,本次住院目前临床应用的强心利尿扩血管治疗,均无明显效果,患者无奈,求治于中医。患者自觉胸闷,心悸,气短,口干,不能平卧,后背冰冷不温,腹部胀满不适,食欲不振,小便

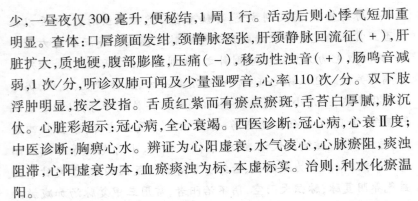

少,一昼夜仅300毫升,便秘结,1周1行。活动后则心悸气短加重明显。查体:口唇颜面发绀,颈静脉怒张,肝颈静脉回流征(+),肝脏扩大,质地硬,腹部膨隆,压痛(-),移动性浊音(+),肠鸣音减弱,1次/分,听诊双肺可闻及少量湿啰音,心率110次/分。双下肢浮肿明显,按之没指。舌质红紫而有瘀点瘀斑,舌苔白厚腻,脉沉伏。心脏彩超示:冠心病,全心衰竭。西医诊断:冠心病,心衰Ⅱ度;中医诊断:胸痹心水。辨证为心阳虚衰,水气凌心,心脉瘀阻,痰浊阻滞,心阳虚衰为本,血瘀痰浊为标,本虚标实。治则:利水化瘀温阳。

处方:附子10克,白术25克,麻黄10克,茯苓25克,泽泻30克,葶苈子30克,白茅根50克,桂枝25克,红花10克,当归25克,猪苓15克,益母草25克,桃仁15克,生姜15克,大枣10枚。水煎,日1剂,早晚温服。

二诊:患者服药14剂,自觉呼吸状态好转,心悸气短明显减轻,夜间可以平卧,口唇、爪甲、颜面发绀明显减轻,腹水有所减少,听诊双肺仍可闻湿啰音,但范围程度较前明显减轻,大便排出基本通畅,2日1行,尿量增加,一昼夜为1 300毫升,双下肢水肿消退明显,舌质紫有瘀点,苔白,脉沉。前方加车前子25克。

三诊:服前方21剂。浮肿明显减轻,心悸气短进一步好转,24小时排尿1 800毫升,大便排出状态进一步改善,可以1日1行,体力有所增加,听诊双肺有少量啰音,心率90次/分,舌脉变化不显著,唯食欲欠佳,于二诊处方中加入五加皮20克,焦山楂、鸡内金各25克,红参10克。

四诊:又服药21剂,浮肿完全消失,体力明显增加,听诊肺部啰音消失,诸证基本好转,活动后仍觉心悸气短,偶有发绀,舌质紫而少苔,有瘀点瘀斑。

处方:红参15克,黄芪50克,生地黄15克,柴胡15克,桃仁15克,红花10克,当归25克,枳壳15克,赤芍10克,川芎20克,桔梗15克,杏仁15克。水煎,每日1剂,早晚温服。

患者再服药21剂,状态已如平常人,好转出院,嘱其慎起居,避风寒,避免过劳,随访年余,状态稳定,未闻复发。

【诊疗心法要点】经过多年长期大量临床实践,郭老师总结出,冠心病的起病、发病、预后都与肾有密切的关系,"冠心病表现于心,根源于肾,心虚为表现,肾虚为根源。"《金匮要略·胸痹心痛短气病脉证治第九》分析本病的病因病机为"夫脉当取太过不及,阳微阴弦即胸痹而痛,所以然者,责其极虚也,今阳虚知在上焦,所以胸痹心痛者,以其阴弦故也"。郭老师理解此处"阳微"指的是,上焦阳虚,胸阳不振;"阴弦"是指阴邪太盛,水饮内停;起病的内因为脏腑亏虚,功能失调;病变的特点为本虚标实。本虚主要是心气不足,肾气的亏乏,表现于心,根源于肾;标实主要是指血瘀,寒凝,痰浊交互为患。就其病变的脏腑来讲,心虚为表现,肾虚为根源;就其虚实来讲,为本虚标实;就其阴阳来讲,为阳虚阴盛,阴乘阳位;就其寒温来讲,为温去寒留;就其气血来讲,为气虚血瘀,气滞血瘀;就其痰气来讲,为气虚痰浊;就其标本来讲,阳虚气虚为本,血瘀痰浊为标。故治疗上,郭老师坚持"适当化瘀,重在益气"。本案患者年老体衰,阳气虚衰,故辨证属心阳虚衰,水气凌心,心脉瘀阻,痰浊阻滞,心阳虚衰为本,血瘀痰浊为标,本虚标实。治以利水化瘀温阳之法,终获良效。(郭茂松,韩迪,陈子扬 2005 年第 11 期《中医药学刊》)

验案2

王某,女,63 岁。因阵发性胸闷痛 10 年加重半月,于 2011 年 11 月 4 日就诊,10 年前无明显诱因出现阵发性胸痛、胸闷,痛时持续 3~4 分钟,含服速效救心丸可缓解。半月来病情加重,伴心慌乏力,胸闷痛较前发作频繁,活动后明显,遂来本院。血压 140/90 毫米汞柱,律齐,心率 91 次/分。寐差,纳可,大便干,每日 1 次,夜尿频。舌苔薄白、舌质红,脉沉弦细。既往高血压病 10 年,血压最高达 150/100 毫米汞柱,糖尿病 3 年。查心脏彩超示:主动脉硬化,左心扩大,左室舒张功能减低。心电图示:ST-T 改变,示心肌缺血。西医诊断:冠心病心绞痛,高血压病 2 级,糖尿病;中医诊断:胸痹。证属气血两虚,心脉失养。治疗:养气血,安心神,兼滋阴。予养心汤加味。

处方:黄芪 50 克,西洋参 10 克,肉桂 7 克,当归 25 克,川芎 25 克,茯苓 15 克,茯神 30 克,酸枣仁 35 克,柏子仁 30 克,远志 25 克,五味子 10 克,半夏 10 克,桑椹 35 克,玉竹 25 克,石斛 25 克,麦冬 25 克,栀子 15 克,炙甘草 15 克。7 剂,每日 1 剂,水煎服,早晚分服。

二诊:服药 1 周后胸闷痛、心慌、乏力明显减轻,血压 140/80 毫米汞柱,心律齐,心率 80 次/分,舌苔薄白、舌质红,脉沉弦细。患者要求复查心电图示大致正常,再予 14 剂善后。

【诊疗心法要点】患者久病体虚加之年老,属本虚标实,以本虚为主,观心慌、乏力活动后加重及舌脉可知。胸痛乃心之气血不足,心失所养,不荣则痛。病属心之气血两虚,心脉失养发为本病。师用养心汤加味以黄芪、西洋参、炙甘草补心气,少量肉桂推动气血化生,实取保元汤之意,当归、川芎养心血,茯苓、茯神、酸枣仁、柏子仁、远志、五味子安心神,半夏既能安神又能化痰和胃,因舌质红,大便干,有热故也,郭老师用西洋参代人参并加入桑椹、玉竹、石斛、麦冬、栀子,既养阴清热又能兼制肉桂半夏之温燥,以随证治之。郭老师精于辨证又善用古方,灵活变通,不胶柱鼓瑟,故患者服后疗效确切。(谢文涛,郭茂松,高旭阳 2012 年第 6 期《黑龙江中医药》)

验案 3

王某,女,72 岁。2012 年 10 月 14 日初诊。自诉 10 年前出现胸痛时作,伴有胸闷,神疲乏力,曾于某医院诊断为冠心病,经扩冠、降压等治疗好转,此后胸痛时反复,每因劳累或情志不畅加重。当日患者表现为胸痛隐隐,胸闷气短,后背疼痛,倦怠乏力,少寐多梦,舌质淡紫、苔薄白,脉弦滑。有糖尿病史 10 余年。心电图提示:窦性心律,II、III、aVF、V_{4-6} ST 段下移。中医诊断为胸痹心痛,属于气阴两虚、心血瘀阻,西医诊断为冠心病心绞痛。治疗当以益气养阴,化瘀止痛,方拟人参芍药散加味。

处方:红参 10 克,黄芪 50 克,当归 20 克,白芍 40 克,麦冬 20

克,甘草15克,牡丹皮50克,羌活25克,枸杞子25克,郁金30克,山茱萸25克,锁阳25克。7剂,每日1剂,水煎服。

二诊:患者胸痛、背痛、胸闷减轻,睡眠转佳,平素情急易怒,舌质淡紫、苔薄白,脉弦滑,前方加入柴胡20克、香附25克以疏肝。7剂。

三诊:患者体力复,睡眠佳,偶有胸痛,尿黄,舌尖红、苔薄白,脉弦滑,前方加入胆草20克以清肝,加减调理2个月而病愈。

【诊疗心法要点】郭老师常用人参芍药散加减治疗心系疾病。《黄帝内经》云"胃者,水谷气血之海也"。《脾胃论》"心为五脏之主""五脏皆得胃气乃能通利"。脾胃为后天之本,气血生化之源,心主血脉,脾胃不足,营卫、宗气生成不足,不能正常灌注心脉,影响心主血脉,出现胸闷,心痛,心悸,乏力等症,其临床表现虽为心病症状,但究其根源在脾胃。治疗上不直接治心,而从治脾胃着手,脾胃健,气血充,血脉畅。这也是郭老师从脏腑,从脾胃论治心系疾病的具体体现。

冠心病的临床表现多属于中医胸痹心痛范畴,其病机有虚实两方面,实者无外气滞、寒凝、血瘀、痰浊等痹阻胸阳、阻滞心脉,虚者即气血阴阳不足,心失所养。对于气阴两虚者,郭老常以人参芍药散加减治疗。郭老师认为五味子酸收易恋邪,故而去之不用。胸痛甚者,重用白芍50克以缓急止痛;血瘀甚者,加郁金、丹参、赤芍、鸡血藤;心悸者,加入远志、胆南星、龙骨、牡蛎;伴气滞者,加入香附、柴胡、佛手、香橼等;心电图T波倒置者,加入水蛭、土鳖虫、僵蚕、乌梢蛇等化瘀通络;高血压者,加入蔓荆子、夏枯草等。本病的发生多见于中老年人,肾气渐衰,五脏失养,心气不足,心阴内耗,血行不利而胸痹心痛。经云:肾病者……虚则胸中痛,故郭老师提出"心病表现于心,根源于肾",在冠心病治疗中常加入补肾之品山药、枸杞子、锁阳、巴戟天、何首乌等以心肾同治或先治心而后治肾。(项聿华2013年第5期《世界最新医学信息文摘》)

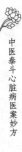

张学文验案 4 则

验案 1

李某,女,58 岁,农民。2009 年 10 月 2 日初诊。患冠心病 4 年,4 年来经常出现胸闷、心慌、气短。近日,上述症状加重,夜间心前区痛甚,伴头晕、双下肢轻度浮肿,舌质淡、苔薄白,脉沉弦。辨证属气虚血瘀,心脉痹阻。治当益气活血,温阳通脉。

处方:黄芪 30 克,桂枝 10 克,当归 10 克,川芎 10 克,红花 10 克,地龙 10 克,生山楂 15 克,丹参 12 克,炙甘草 6 克,栝楼 10 克,薤白 12 克。

复诊:服上方后,胸闷、胸痛明显减轻,精神转佳。继用上方去薤白,加檀香 6 克、炒酸枣仁 30 克、鹿衔草 12 克。前后共服本方余剂,随访未见复发。

验案 2

张某,男,63 岁,退休。2009 年 10 月 7 日初诊。阵发性胸闷气短 3 年,加重并伴胸痛半月。胸闷以下午多发,舌质暗、边有齿痕、苔薄白,脉沉细。诊为胸痹,辨证为心脉痹阻,宗气不畅。治法:宣通宗气,畅通血脉。方用栝楼薤白汤加减。

处方:栝楼 15 克,薤白 10 克,丹参 15 克,川芎 12 克,葛根 12 克,降香 12 克,赤芍 10 克,草决明 15 克,鹿衔草 15 克,莱菔子 15 克,枳实 12 克,菊花 12 克。12 剂,水煎服,每日 1 剂。

复诊:服药后,诸证锐减,偶发胸痛不甚。继用上方去莱菔子。前后服药月余,诸证消失。

验案 3

王某,女,45 岁。2009 年 10 月 8 日初诊。心胸闷痛 1 年。症见:胸闷、心慌气短,心悸怔忡,气短自汗,神疲乏力,形寒怕冷,面色苍白,舌质淡胖、苔白滑,脉迟涩。心电图:ST-T改变,偶发室性早搏,心动过缓。诊断:胸痹。辨证:胸阳不振,心脉瘀阻。治法:温阳益气,养心复脉。

处方:西洋参10克,麦冬15克,五味子10克,黄芪30克,桂枝9克,龙骨15克,淫羊藿15克,甘草10克,茯苓12克,栝楼15克,薤白10克,丹参15克,炙甘草6克,三七3克(冲服)。7剂,水煎,每日1剂,早晚分服。

二诊(10月20日):诸证改善,时发心悸,舌淡、苔白,脉迟涩。继用上方去栝楼,加附子10克(先煎1小时)。7剂,用法同上。

三诊(11月7日):病史同前,诸证明显缓解。继用上方加减调治,前后共服本方1月余,随访未见复发。

验案4

刘某,男,46岁。2010年4月22日初诊。患冠心病3年,常觉左胸闷痛,长期服用复方丹参片,形体偏胖,两年前体检测血压偏高,最高达150/110毫米汞柱,服降压药控制效可,今测血压117/87毫米汞柱,现症胸闷气短,时发心慌,胸痛彻背,心悸,头晕目眩,舌暗红、苔白腻,脉弦细。诊断:胸痹。辨证:痰浊中阻,气滞血瘀。治法:化痰散结,活血祛瘀。

处方:丹参15克,檀香6克,砂仁6克(后下),栝楼15克,薤白10克,姜半夏10克,桂枝10克,郁金10克,桃仁10克,炒酸枣仁10克,生杜仲12克,地龙10克,川芎10克,菊花12克,三七粉3克(冲服),炙甘草10克。6剂。

二诊(4月29日):胸痛消失,胸闷气短减轻,舌暗红、苔微黄,脉弦细。守上方加党参15克、茯苓12克,10剂,用法同上。

三诊(5月15日):诸证消失,舌淡红、苔薄白,脉弦滑。继以上方加减调理善后。

【诊疗心法要点】张老师集各家之长,认为冠心病以气虚血瘀、痰凝络阻为主因,加之气滞阴虚、阳微水停,故临床当审症求因,辨证论治,标本兼顾,随证加减,以求良效。验案1属气虚血瘀型胸痹,为冠心病心绞痛,治以益气活血为主,辅以温阳通脉,气行则血行,阳得温煦则血脉自通。验案2乃由心脉痹阻所致,治以畅宗气,通血脉。验案3为胸阳不振、气血瘀阻所致,治以温心阳、化血瘀为法。验案4因痰浊血瘀所致,治以化痰浊、行瘀血。该四案充分体现了张老师治疗冠心病以益气活血,化瘀通络为主,辅以行气滋阴,温阳利水的思路。

验案1:治疗本型病,张老师常以补阳还五汤为主,根据人、地、时,依不同情况而辨证加减。他常强调:"只有定方,没有定病。"本方可酌加丹参、生山楂。张老师认为:丹参一味,味苦入血归心,去瘀生新,行而不破,前人有"一味丹参,功同四物"的美称。鹿衔草甘平无毒,性柔和而不峻,其具补虚益肾、祛风除湿、活血化瘀功效,同时有良好的降血脂、降压、强心等作用,是中老年人防治心脑血管病的良药,可经常服用,值得推广。生山楂既有活血消食降脂之力,又有防过补而无腻胃滞脾之功。药无贵贱之分,而在应用得法。此外,冠心病的治疗过程中,可酌加滋阴养血安神之品,如酸枣仁、柏子仁、麦冬、夜交藤、鹿衔草。张老师强调:心主血脉是以心主神志的功能活动为前提条件,才能使气血环周不休,发挥其正常的生理功能,酌加安神之品,有利于心功能的恢复与改善。

验案2:此为较典型心绞痛案例。此方以栝楼薤白汤合"冠心Ⅱ号"化裁。方用栝楼、薤白、枳实、莱菔子宽胸行气化痰;丹参、降香、赤芍、葛根活血化瘀,行气止痛;草决明、鹿衔草清肝补肾;菊花清肝明目。同时还借用了现代药理研究的一些成果,如葛根、草决明、鹿衔草、丹参具降血压、降血脂、扩张血管的作用。全方标本兼顾,药性平和,故收效迅速。

验案3:本病该型一般病程较长,较为难治。张老师常以养心补心,温阳益气等法治疗,常可获效。对于此病例,张老师用保元汤合桂枝甘草龙骨牡蛎汤加减治疗。保元汤用人参、黄芪、甘草甘温益心气,肉桂温阳振奋心阳;桂枝甘草龙骨牡蛎汤用桂枝振奋心阳,甘草益心气,龙骨振心神,若加参附则益心气补心阳之力更强。辨证精准,临床用之,每获良效。

验案4:本案病因病机是痰浊阻闭。痰为阴邪,其性凝滞,停于心胸,则滞涩阳气,脉络阻滞,酿成该证。基于本证的病因病机,张老师运用丹参饮合《金匮要略》栝楼薤白桂枝汤加减治疗,方中丹参饮活血化瘀,行气止痛;栝楼、薤白、桂枝化痰通阳;姜半夏辛温,性体滑利,一可辛温通阳散结,二可涤痰化饮;桃仁、三七粉、郁金、川芎活血化瘀、理气止痛;地龙疏通经络,炙甘草调和诸药。全方具通阳散结、活血化瘀之功。待胸痛消失、胸闷气短减轻,守原方再加党参、茯苓,旨在健脾益气,脾气健旺,运化传输正常,痰浊自消。该案中张老师治疗该证以通为先导,以补而收功。(尤金枝,王永刚,李军,等2012年第2期《陕西中医学院学报》)

裴正学验案2则

验案1

某男,58岁。因胸闷心慌、气短伴头晕1周求诊。患者平素饮酒、吸烟多,体胖多脂。近1周因劳累及饮酒后出现头晕,心悸胸闷气短症状,出汗多,咳嗽痰多,睡眠欠佳,无心前区疼痛及恶心症状。舌质红、苔白腻,舌体胖大,边有齿痕及瘀斑,脉弦滑。心电图示:部分ST-T改变,T波倒置。心脏彩超示:左心室肥厚,左室舒张功能差。血压140/90毫米汞柱,三酰甘油2.7毫摩尔/升,总胆固醇5.3毫摩尔/升。西医诊断:高血压动脉硬化、冠心病、高脂血症。中医辨证:胸痹,证属痰浊瘀阻,心阳亏虚。治以温阳化痰,活血化瘀为法。方拟栝楼薤白半夏汤和冠心Ⅱ号加减。

处方:栝楼10克,薤白10克,半夏6克,赤芍10克,川芎10克,红花6克,降香10克,丹参20克,汉三七3克(分冲),水蛭粉6克(分冲),茯苓10克,桂枝10克,白术10克,甘草6克,党参10克,麦冬10克,五味子3克,珍珠母30克,怀牛膝60克。水煎服,每日1剂。辛伐他汀片10毫克/天,口服。

二诊:服药14剂后胸闷、心慌气短症状减轻,出汗减轻,血压

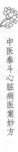

130/80 毫米汞柱,睡眠不安,于上方中加入炒酸枣仁、柏子仁各 20 克,远志 10 克。加减服用 3 月余,诸症均好转,心电图显示 ST－T 正常。病情告愈。

验案 2

某女,60 岁。胸闷心慌气短伴心前区疼痛半月。在当地医院查血压 140/90 毫米汞柱。诊断为高血压、冠心病心绞痛,给予硝酸甘油舌下含服后心绞痛缓解,马来酸依那普利及硝苯地平缓释片口服,血压下降。刻下症:胸闷气短,怕冷出汗乏力,夜间失眠,头昏头晕,腰酸腿软,上三楼胸闷加重。舌质红、苔白腻胖大,脉弦滑。心电图:ST－T 改变,部分 T 波倒置。心脏彩超示:左心室肥厚,左、右室舒张功能差,二尖瓣反流。西医诊断:高血压动脉硬化、冠心病、心绞痛。中医辨证:胸痹,心阳不足,肝肾亏虚,瘀血阻络。治则:温阳益气,活血化瘀。方拟栝楼薤白半夏汤和冠心Ⅱ号、真武汤加减。

处方:栝楼 10 克,薤白 10 克,半夏 6 克,赤芍 10 克,川芎 10 克,红花 6 克,降香 10 克,丹参 20 克,汉三七 3 克(分冲),水蛭粉 6 克(分冲),枸杞子 10 克,菊花 10 克,生地黄 10 克,山茱萸 10 克,茯苓 10 克,附子 6 克,白术 10 克,白芍 10 克,甘草 6 克,生姜 3 片。7 剂,水煎服,每日 1 剂。

二诊:服药后胸闷气短出汗减轻,心前区疼痛明显缓解。效不更方,上方继续服用 30 余剂诸证好转,将此药共为细末,每服 6 克,每日 3 次,巩固疗效。

【诊疗心法要点】裴老师治疗冠心病主张"病症结合,审因论治""顾护脾胃,心脾同治""活血化瘀,改善微循环"。《金匮要略·胸痹心痛短气病脉证治篇》中说:"胸痹不得卧,心痛彻背,栝楼薤白半夏汤主之。"其病机为阳虚寒凝,痰浊瘀阻,浊阴上逆之胸痹。栝楼薤白半夏汤具有行气解郁,通阳散结,祛痰宽胸之功,与冠心Ⅱ号两方相配,具有化瘀活血之功,可以调节血脂,防治动脉粥样硬化。裴老师擅用栝楼薤白半夏汤合用冠心Ⅱ号组方治疗冠心病。其功效为温阳化痰,活血化瘀。用于痰浊内阻,心血瘀阻之冠心病。症见胸中憋闷,或有物挤压,气短不能安卧者,形体肥胖,肢体沉重,脘痞痰多,口黏,面色晦暗,舌质紫暗有瘀斑,苔白腻、脉沉迟。方中栝楼降肺气以利膈宽胸;薤白通阳化浊;半夏辅栝楼降逆化饮;赤芍活血化瘀,清热凉血;川芎、红花、丹参活血化瘀,行气止痛;降香气香辛散,温通行滞;汉三七,味苦,甘温入肝胃经,活血散瘀,功擅定痛,用于各种出血证,有止血而不留瘀,化瘀而不伤正的特点;水蛭粉,咸寒,活血化瘀,破瘀散结。气虚乏力加党参、黄芪有益气补虚、养心通络之功。药理研究表明:丹参、红花具有活血化瘀、通络止痛之功。丹参有扩张冠状动脉,增加冠脉血流量,改善微循环,抑制血栓形成,降血脂,提高机体抗缺氧能力。丹参、汉三七药对扩张冠状动脉,有明显改善心肌缺血的作用,用于治疗冠心病、心绞痛有良好的化瘀止痛作用。川芎、红花、丹参可使微循环血流加速,毛细血管开放增加,溶栓、降低血浆纤维蛋白原的含量,延长凝血酶原时间,从而抑制血小板聚集。(展文国 2013 年第 2 期《中西医结合心脑血管病杂志》)

刘志明验案 2 则

验案 1

某女,58 岁。2009 年 12 月 5 日初诊。主因胸闷、胸痛反复发作 1 年,加重 1 周就诊。患者 1 年前,因觉胸闷、胸痛就诊于某医院,诊断为冠心病,并行支架植入术。术后患者症状得到改善,但未消除,时有发作。1 周前,患者突觉胸闷、胸痛,虽历时短暂,无放射感,但程度明显较前加重,服用相关药物,缓解不明显,故前来就诊。诊查:心电图示窦性心律,T 波低平。精神可,气短,体温正常,唇无发绀,心率 73 次/分,律齐,未闻及病理性杂音,肢体稍觉困着,舌淡红、苔薄黄,脉沉细弱。辨证:肾阴亏虚,心阳瘀阻。治法:滋肾通阳,行气活血。

处方:栝楼 15 克,薤白 12 克,何首乌 12 克,桑椹 15 克,杜仲 12

克,丹参9克,太子参12克,半夏9克,枳壳9克,川芎4.5克,三七粉1克(冲服),炙甘草12克。

二诊(2009年12月21日):胸闷、胸痛明显减轻,肢体困着亦改善,纳可,睡眠一般,二便调,守原方加减。

三诊(2010年1月5日):服上药,胸闷、胸痛进一步减轻,肢体困着消失,纳可,睡眠一般,二便调。

四诊(2010年1月19日):胸闷、胸痛基本消失,纳可,睡眠一般,二便调。随访半年未复发。

【诊疗心法要点】刘老师注重治病求本,采用补肾通阳活血的治法使肾阴得复、心阳得通,故痛则不通、通则不痛,取得较好的临床疗效。刘老师认为胸痹心痛属于本虚标实之证,本虚为肝肾亏虚,标实为痰浊致实,标实由本虚而生。故治宜通阳化浊。《素问·阴阳应象大论》云:"年四十,而阴气自半也……年六十,阴痿,气大衰。"《诸病源候论》曰:"肾气不足则厥,胸中痛,耳鸣耳聋。"患者中年女性,平素操劳,肾阴不足,运血无力,故而经血瘀滞脉道之中,不通则痛,因而时有胸闷、胸痛也。今次发病患者尚觉肢体困着,乃邪气阻遏胸中阳气所致,胸中之阳气乃一身之阳气也,因此治当以滋肾通阳,行气活血之法治之,故刘老师采用滋补肝肾、通阳化浊之法,使患者心痛症状得以控制,心电图恢复正常,体现了中医治病求本、辨证论治、标本兼治的思想。补肾通阳活血方组成为何首乌、桑椹、栝楼、薤白、三七等,主要治疗肾阴亏虚、心阳瘀阻之胸痹心痛患者。《金匮要略·胸痹心痛短气病脉证治》曰:"胸痹不得卧,心痛彻背者,栝楼薤白半夏汤主之。""胸痹,胸中气塞,短气,茯苓杏仁甘草汤主之,橘枳姜汤亦主之。"故刘老师选择以栝楼薤白半夏汤加减以通心阳,合何首乌延寿丹以滋肾阴。方中何首乌、栝楼为君药以滋肾通阳,心肾为水火之脏,肾之阴为全身阴液的根本,肾水充盛,则可上滋心阴,使心火不亢;心为火脏,心火旺盛则可下温肾水,使肾水不寒。现代药理研究证实,栝楼皮能扩张冠状动脉,对抗垂体后叶素所致的急性心肌缺血有明显保护作用,对冠心病患者具有缓解胸闷和化瘀作用,合枳壳可宽胸行气。何首乌总苷通过降脂、主要是抗氧化具有稳定斑块的作用。桑椹、薤白、杜仲为臣药,桑椹助何首乌滋阴,合杜仲以补肾,薤白助栝楼通心阳。薤白提取物可促进纤维蛋白溶解,抑制血小板聚集和释放,保护缺血再灌注心肌。半夏、三七粉、丹参、太子参、川芎为佐药,行气化浊祛瘀,炙甘草为使药,既可以益气补中,又可以调和诸药。全方从心肾着手,共奏"滋肾活血、通阳化浊"之功。(刘如秀,刘宇,徐利亚,等2013年第2期《四川中医》)

验案2

杨某,女,62岁。因心前区绞痛、胸闷2年,加重2个月,于1996年9月就诊。患者于2年前在劳动中突发心前区绞痛,大汗淋漓,历时约10分钟,随后去医院心电图检查,当时心电图报告为:胸前V_5、V_6导联ST段水平下移0.2mV,诊断为冠心病。此后长期服硝酸甘油片等药,症状基本能控制,仅间发轻度胸闷。近2个月以来,由于工作紧张,常发心前区闷痛,阵发加重,休息及服硝酸甘油片后症状不能完全控制,同时伴头晕、气短、腰腿酸软、睡眠欠佳、大便稍干,故就诊于中医。查体:血压111/90毫米汞柱,精神欠佳,表情痛苦,无气促及浮肿,舌质稍暗,舌苔薄黄腻,脉弦细。证属胸阳不振,痰浊内阻,治宜通阳化浊。

处方:茯苓12克,杏仁9克,栝楼15克,甘草5克,薤白12克,法半夏9克,泽泻9克,枳壳9克,太子参9克,三七粉1克(冲服)。

服上方7剂后,心绞痛发作次数明显减少,症状也明显减轻。于前方加桑椹、何首乌、桑寄生、当归等补益肝肾,继服百余剂,心绞痛未再发作,头晕、气短已除,复查心电图基本正常。

【诊疗心法要点】冠心病病机为本虚标实。本虚为肝肾之虚,标实为痰浊致实,标实由本虚而生。急则治标,故以通阳化浊法,取栝楼薤白半夏汤合茯苓杏仁甘草汤化痰通痹,以三七粉活血化瘀。心绞痛减轻后,增何首乌、桑椹、桑寄生、当归益肾扶正,意在固本。治分标本,可使胸搏心痛迅速缓解,且疗效巩固。(刘如秀2001年第1期《中医杂志》)

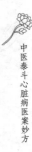

陈可冀验案4则

验案1

史某,男,41岁,已婚,个体。主诉因阵发性心前区隐痛2年,于2003年2月18日来诊。患者2年前始间断发作活动时心前区隐痛,未引起重视。1年前一次类似症状发作后,在某医院查心电图示心肌缺血,诊断为冠状动脉粥样硬化性心脏病,口服通心络、速效救心丸后症状好转。10余天后于行走时心前区隐痛又作,持续30分钟不缓解,在某医院查心电图诊为急性前壁心肌梗死,溶栓未成功,行冠状动脉造影示:左主干病变累及前降支狭窄90%,行冠状动脉搭桥术。出院后一直服用辛伐他汀片20毫克,每晚1次,阿司匹林75毫克,每日1次。现仍有心前区隐痛阵作,心烦急躁,伴腰酸、足跟痛,食纳二便尚可。既往有吸烟史多年。查体、舌红、苔白,脉沉弦滑;血压130/90毫米汞柱,心率76次/分。西医诊断:冠状动脉粥样硬化性心脏病,冠状动脉搭桥术后,不稳定型心绞痛;中医诊断:胸痹,心肾气虚夹血瘀。治疗原则:益肾活血,标本兼治。血府逐瘀汤加减。

处方:柴胡12克,赤芍10克,白芍10克,枳壳10克,桔梗10克,川芎10克,桃仁10克,红花10克,当归10克,大生地黄12克,川牛膝10克,补骨脂12克,延胡索10克。

服用7剂后于2003年2月25日复诊,自觉无明显心前区症状发作,足跟痛明显,查:舌红、苔薄,脉滑。以血瘀标实证象明显改善,当侧重治本,于前方基础上大生地加至30克,补骨脂加至15克,并另加怀牛膝15克、巴戟天30克、炒杜仲30克以强腰固肾,巩固效果。1个月后电话垂询已无明显不适主诉。

验案2

徐某,男,74岁,北京退休干部。主诉因阵作胸闷痛4年于

2003 年 10 月 28 日来诊。患者 2000 年初首次发生急性心内膜下心肌梗死。1 年前髋关节骨折后手术诱发心肌梗死,行冠状动脉造影示:三支病变加左主干病变,并出现喘憋,在某大医院诊为冠心病心力衰竭、心律失常、呼吸衰竭,未能行内科介入及冠状动脉搭桥手术。平时患者口服美托洛尔、卡托普利、单硝酸异山梨酯,因活动时持续心前区疼痛,在北京某大医院诊为急性前间壁心肌梗死,经予尿激酶溶栓,血管已通。2000 年 4 月在某医院行冠状动脉造影示右冠状动脉近端弥漫性病变,呈不规则狭窄 80%,左冠状动脉前降支中段 100% 狭窄,回旋支近段狭窄 90%,射血分数 67.8%,三酰甘油 4.4 毫摩尔/升,服用中成药通心络等,仍有阵作胸闷疼,稍动即有加重,夜眠差,食纳二便可。既往有高脂血症 5 年,三酰甘油升高;高血压史 5 年,血压最高 190/120 毫米汞柱,现一般血压维持在 120/80 毫米汞柱。查体:舌暗、苔白腻,脉沉弦;血压 110/70 毫米汞柱,心率 82 次/分。西医诊断:冠状动脉粥样硬化性心脏病心绞痛,陈旧性心肌梗死,心功能Ⅰ级,高血压病 2 级(极高危),高脂血症;中医诊断:胸痹,眩晕,气虚血瘀痰阻。治疗原则:急则治标,化痰活血,宽胸通阳。血府逐瘀汤合栝楼薤白半夏汤加减。

处方:桃仁 12 克,红花 15 克,当归尾 20 克,川芎 10 克,赤芍 12 克,生地黄 12 克,柴胡 12 克,枳壳 12 克,陈皮 10 克,桔梗 12 克,全栝楼 30 克,薤白 30 克,半夏 10 克,甘草 10 克,茯苓 12 克。

二诊(4 月 7 日):患者一直服用上述药物无明显不适主诉,查:舌苔黄厚腻、脉细弦。乃于前方加用藿香、佩兰各 30 克以加强芳化湿浊之功。1 年后又来门诊,精神很好,自诉一直服用本方,无明显不适主诉。

验案 3

哈某,男,43 岁,内蒙古呼和浩特人。主诉因阵作胸闷痛 1 年余,于 2003 年 10 月 28 日来诊。患者 1 年前因阵作胸闷痛在某医院行冠状动脉造影:左冠状动脉前降支、回旋支狭窄,90% 以上,行经皮冠状动脉腔内成形术并安装支架 3 枚。2 个月后再次出现心绞痛,于北京另外一大医院就诊考虑支架内再狭窄引起,再次行冠状动脉造影,证实此结果,予球囊扩张并再次安装支架3枚。以后经常出现腹胀、久坐明显、得矢气好转,平时口服单硝酸异山梨酯、阿司匹林、硫酸氢氯吡格雷片、比索洛尔、辛伐他汀片等,症情好转不明显。现仍有胸闷痛,食纳可,二便调。既往有高脂血症史10年,吸烟30余年。查体:舌暗,边有齿痕,苔根部白厚腻,脉沉细;血压120/70毫米汞柱,心率62次/分。西医诊断:冠状动脉粥样硬化性心脏病,不稳定型心绞痛,经皮冠状动脉腔内成形术+2次支架术后,心功能Ⅱ级,高脂血症;中医诊断:胸痹,阳虚血瘀痰阻。治疗原则:温阳化痰活血。方拟血府逐瘀汤加减。

处方:桃仁10克,赤芍10克,白芍10克,金铃子10克,红花12克,全当归12克,川芎10克,柴胡10克,枳壳10克,桔梗10克,藿香5克,佩兰15克,乌药10克,生甘草10克。水煎分服,每日2次。

二诊(2004年4月8日):患者胸背及肩胛部闷痛不适、畏寒喜暖、胸胁胀满、嗳气、二便调,查体:舌暗、苔黄腻,脉沉弦。以良附丸与逍遥散加减。

处方:荜拨10克,高良姜10克,延胡索12克,檀香10克,白芍12克,柴胡12克,红花12克,丹参30克,生黄芪30克。

三诊(2004年4月8日):背痛缓解、胃脘堵胀、嗳气好转、背仍畏寒,查舌紫暗、苔腻不明显、脉沉弦。上方荜拨、高良姜加至12克,另加赤芍15克、玫瑰花12克以加强温通行气活血之功。半年后其妻因乏力、更年期月经紊乱请陈老师诊治,问及其夫目前状况,非常高兴,诉一直坚持服用陈老师的处方,维持症情稳定。

验案4

刘某,男,48岁,工作于北京某杂志社。2013年10月26日初诊。主诉阵作心前区疼痛2年。患者2年前劳累时出现胸闷、心前区疼痛,在某医院做冠状动脉造影,确诊为冠心病。但因为程度较轻,未进行介入干预治疗。平时口服盐酸地尔硫卓片30毫克,每日3次;阿司匹林0.1克,每日1次;辛伐他汀20毫克,每日1次。仍有阵作心前区疼痛,另伴有乏力、夜眠差、口干。既往有高脂血症史3年。查体:舌红、苔薄白,脉沉细弦。血压120/85毫米汞柱,心率72次/分。西医诊断:冠状动脉粥样硬化性心脏病,不稳定型心绞痛;中医诊断:胸痹,气阴不足,血脉瘀滞。治疗原则:益气养阴,活血通络。方拟生脉散与栝楼薤白半夏汤加减。

处方:太子参12克,麦冬10克,北五味子10克,玄参12克,栝楼30克,薤白20克,半夏10克,川芎10克,红花10克,甘草10克,夜交藤30克。

二诊(2003年11月2日):患者仍有乏力,不欲睁眼,口干喜饮,冠状动脉造影正常,认为上次胸闷发作,某医院疑为冠状动脉痉挛引起。查体:舌红、苔微黄,脉沉细。前方去太子参,加党参20克、黄芪20克、全蝎10克、白芍12克以加强补气解痉之功。

三诊(2003年11月21日):服前方仍有乏力、胸闷、眼干、夜眠梦多、鼻干,查体:舌红、苔微黄腻,脉沉细。方去黄芪20克,加用杞菊地黄丸及四逆散加减以滋补肝肾之阴、清疏肝热处方。

处方:①党参20克,麦冬10克,北五味子10克,栝楼30克,薤白20克,半夏10克,甘草10克,夜交藤30克,全蝎15克,赤芍15克,白芍15克,枸杞子30克,菊花20克,生地黄15克,怀山药10克,柴胡12克,枳壳10克。②杭菊花10克,麦冬6克,玄参15克,胖大海10克,板蓝根20克。代茶饮,以治疗慢性咽炎。

四诊(2003年12月9日):患者左肩背隐痛阵作,夜眠好转,查舌偏暗、边有齿痕,脉沉弦,上方党参加至30克,薤白30克,红花15克加强益气活血宽胸之功。

五诊(2004年1月6日):患者自诉经常口腔溃疡,余症均明显好转,查:舌红、苔薄,脉弦滑,方以滋阴清热、活血解痉为主,拟方如下。

处方:玄参30克,生地黄20克,柏子仁20克,山栀子12克,牡丹皮20克,延胡索12克,马尾连15克,莲子心12克,全蝎15克,广地龙15克。

六诊(2004年2月24日):自觉胸闷发作明显,鼻干,小便不黄,大便不干,查:舌尖红、尖有溃疡、少苔,脉沉弦。治以导赤散加减清热利湿、解痉通络。

处方:淡竹叶10克,甘草梢10克,灯心草6克,辛夷12克,苍耳子12克,山栀子12克,牡丹皮12克,太子参20克,全蝎15克,乌梢蛇20克。

七诊(2004年3月10日):胸闷好转,时多梦,困倦,偶头痛,鼻塞而干,无出血,咽干发紧,大便佳,查:舌暗、有齿痕、苔根部黄腻、左脉大。治以清热化痰为法。

处方:莲子心12克,马尾连12克,全栝楼20克,法半夏12克,夜交藤30克,辛夷12克。

八诊(2004年3月31日):患者夜眠欠佳,鼻干,疲倦,无口腔溃疡,眼圈发黑。查:舌红、苔薄、舌根部黄腻,脉弦。治宜滋阴清热。

处方:苦百合30克,生地黄30克,绿豆衣15克,莲子心12克,淡竹叶10克,灯心草6克,肥知母10克,盐黄柏12克,杭白芍10克。

九诊(2004年4月7日):患者近日偶有乏力,口干眼胀,轻微鼻塞。既往有慢性鼻炎史。查:舌红、少苔,脉细弦。治宜养阴清肺固肾。

处方:桑白皮10克,桑叶10克,桑椹子20克,条黄芩10克,知母10克,白芍10克,柴胡10克,枳壳10克,全蝎10克,甘草10克。

十诊(2004年4月21日):鼻炎减轻,夜眠少、眼微酸胀、二便可。治以桑椹子加至30克,加蜈蚣10克、天花粉30克。以加强补肾养阴安神之功。

十一诊(2004年6月16日):偶有胸闷,鼻炎不明显,咽干。查:舌红、苔少,脉细弦。仍以滋阴清热为主。

处方:桑叶20克,桑椹子30克,菊花15克,知母12克,石斛20克,生地黄20克,何首乌20克,牛膝15克,夜交藤30克。

十二诊(2004年9月1日):阴天时自觉胸闷,乏力,口鼻干燥,夜眠欠佳。查:舌红、苔薄,脉缓。治以滋阴清热为法。

处方:桑叶 15 克,桑椹子 20 克,知母 12 克,石斛 20 克,何首乌 20 克,金银花 20 克,枸杞子 20 克,酸枣仁 30 克,全栝楼 30 克。

【诊疗心法要点】陈老师治疗冠心病,从以下四个方面辨证论治:补肾活血治疗中老年冠心病(如验案 1);化痰活血为冠心病最为普遍的治标之法(如验案 2);温通活血对难治性冠心病心绞痛的增效(如验案 3);熄风活血为冠状动脉痉挛性心绞痛的有效治法(如验案 4)。

验案 1:本例一诊在常用活血化瘀方剂血府逐瘀汤中加用辛苦温、归肾脾二经,具有补肾壮阳、温脾止泻、纳气平喘之补骨脂,其要点在于不仅补益先天之本肾阳,而且可以兼顾后天之本脾阳。二诊时为了加强补益肾阳之功,加用巴戟天、炒杜仲和怀牛膝。因怀牛膝较川牛膝滋补肝肾作用方面效用更强,故而加用。其选用补肾药物多具有相应的心血管作用,从这个侧面亦反映了陈老师临证选药时的与众不同。

验案 2:该患者多次发生心肌梗死,并出现心力衰竭。由于冠状动脉造影显示:多支弥漫病变,北京多家大医院均拒绝为其施行内科介入及外科冠状动脉搭桥手术。无奈之际,慕名来我院请陈老师诊治。患者阵作胸闷疼,稍动即有加重,夜眠差,舌暗、苔白腻,脉沉弦;临床可辨之症状不多。一般遇到这种无证或少证可辨的情况,陈老师常采用辨证辨病相结合的方法。该病既有具备高血脂、高血压两种非常重要的危险因素,又多次出现急性非 Q 波、急性 Q 波心肌梗死及不稳定型心绞痛。所以陈老师将之定位于西医常推崇的冠心病的二级预防,即危险因素及急性冠状动脉综合征的预防。急性冠状动脉综合征的发生主要与软斑块即富含脂质的斑块的破裂、溃疡、出血、血小板黏附聚集及血栓形成有关。中医学认为软斑块内富含的脂质成分与中医学的痰浊内盛密切相关,而出血、血小板黏附聚集及血栓形成与中医学的血脉瘀滞紧密相关。陈老师常选用血府逐瘀汤和栝楼薤白半夏汤加味以化痰祛瘀治疗,切合中西医学致本病机制,收到满意疗效,实属意料之中。本方可通过其抑制血小板聚集,改善血液流变性及微循环,抗缺氧,降血脂及抑制心肌成纤维细胞增殖和分泌胶原等多种药理学作用,抑制斑块的破裂及血栓的形成。斑块稳定性目前有现代医学研究认为与炎性反应有关,血府逐瘀汤显示的抗炎作用正有利于斑块的稳定。

验案3:本例患者即是众多冠状动脉术后再狭窄患者中的典型代表。首诊选用已被现代药理学所证实的活血化瘀之常用验方血府逐瘀汤加味治疗,效果不甚理想。二诊考虑此患者年纪较轻,短短几个月内安装的支架均已堵塞,其肝郁气滞的症情较重。观其脉症见胸背及肩胛部闷痛不适、胸胁胀满、嗳气,舌暗、脉沉弦,均为一派肝郁气滞之象,其畏寒喜暖虽有舌苔黄象,但仍辨以气滞寒凝,方选良附丸与逍遥散加减,复诊诸症大减,效果显著。为加强疗效,三诊荜拨、高良姜加量,赤芍、玫瑰花以加强温通行气活血之功效。本例患者证属阳虚寒凝气滞,选用荜拨、高良姜、檀香、延胡索温通活血,切中病机,因预防再狭窄需要长期用药的过程,故未选用细辛、冰片,终获佳效。赤芍凉血活血防其温燥太过。玫瑰花甘温微苦,行气解郁,散瘀止痛,《本草正义》云:"玫瑰花,香气最浓,清而不浊,和而不猛,柔肝醒脾,流气活血,宣能窒滞而绝无辛温刚燥之弊,断推气分药之中,最有捷效而最为驯良者,芳香诸品,殆无其匹。"陈老师临证解郁活血常喜用之。

验案4:本例患者开始应用常规辨证治疗益气养阴,活血通络法。方选生脉散与栝楼薤白半夏汤加用活血安神之品,但效果不明显,后加用党参、黄芪以加强扶正益气,并加以养肝阴荣筋膜之白芍及平肝熄风的全蝎;再诊加用杞菊地黄丸及四逆散加减以滋补肝肾之阴、清疏肝热以加强从肝论治之功。以后再诊多次每每去掉平肝熄风药物,胸痛即有加重,前后换用全蝎、广地龙、乌梢蛇、蜈蚣等多种虫类药物平肝熄风通络获得佳效。虫类通络药性善走窜,剔邪搜络,具有熄风止痉作用,用于治疗肝风内动,痉挛抽搐病症甚为合适,属于调理肝脏功能的一类重要药物。(张京春2005年第7期《中西医结合心脑血管病杂志》)

郭子光验案 2 则

验案 1

某男,65 岁,四川阆中人。于 2009 年 7 月 26 日因胸痛、心悸反复发作 10 余年,前后安支架 4 根,疼痛复发 1 年半,加重 3 个月来诊。患者诉 2001 年 5 月初某日下午在伏案工作时突发左胸及胸骨后压榨样闷痛,进行性加重,伴心悸、心累,出冷汗,有濒死感,且觉上腹胀痛不适,放射至左肩、左手臂。经当地医院检查后诊断为急性前壁心肌梗死,经住院治疗缓解。但出院后胸痛又反复发作,遂于 2002 年 3 月行冠状动脉造影,提示左冠状动脉前降支多处狭窄达 70%~80%,1 个月后行经皮冠状动脉腔内成形术,并置入支架 1 根。出院后的 3 年半间,病情轻微,日常生活影响小。但随后的半年,胸闷、胸痛再次频发,遂于 2005 年再次入院,诊断为冠心病、冠状动脉支架置入术后再狭窄、陈旧性广泛前壁心肌梗死、不稳定型心绞痛,再行经皮冠状动脉腔内成形术置入支架 3 根。同时服用西药、中成药等,病情基本控制。但 2008 年又出现胸痛、心累,冠脉造影提示"左冠状动脉重度狭窄,支架内完全闭塞",拟行搭桥手术,进一步诊断后认为"前降支已无冠状动脉移植位点,无法行外科手术"。2009 年 6 月患者病情逐渐加重,动则心累气短,以至无法行动,只得长期卧床休养。2009 年患者来郭老师处就诊。时见:患者形体清瘦,面色㿠白,口唇紫暗,精神疲乏。自觉心累心慌,短气不续,上楼困难,动则汗出,每日需吸氧 4~6 次。胸前区闷痛频发,含服硝酸甘油可暂时缓解。其四肢不温,食欲尚可,大便正常。舌质灰暗、苔白润、根部略黄,脉细涩。郭老师辨证后认为其心气大虚,瘀血入络,兼有痰湿。治以芪葛基本方加减。

处方:北黄芪 50 克,丹参 30 克,葛根 30 克,制何首乌 30 克,川芎 15 克,薤白 20 克,法半夏 15 克,全栝楼 15 克,红花 10 克,血竭 5 克,延胡索 20 克,当归尾 15 克,降香 10 克,炙甘草 6 克,黄连 6 克。

10剂。另加服复方丹参滴丸,嘱其胸闷心痛时立即含服10粒。

患者复诊时诉服药后诸证有所减轻,尤其胸痛明显缓解,舌根部黄苔已去。继续以前方去黄连、血竭,加桃仁10克、水蛭5克。10剂。

服至2009年9月6日,患者病情明显改善,不再卧床,外出已不用拐杖,吸氧基本停止。已不觉心累、气短。胸痛由频发变成偶发,一般10天左右发作1次,多因劳累诱发。仍以前方,加北黄芪至60克、水蛭至7克,继续服用。后一直以芪葛基本方为基础加减治疗3年。共服药270剂。至2012年1月11日,患者情况良好。无心慌心悸等症状,面色红润,神采飞扬,精神面貌与初诊时已判若两人。可从事家务及一般轻体力劳动,生活质量大大提高。

【诊疗心法要点】郭老师认为引起冠心病的原因,大多由于年老体衰,加之情志损伤,或劳逸失度,或饮食不节,或不良嗜好等使脏气亏损,尤其心气耗伤,而心主血脉,气为血帅,心气亏虚,运血无力,血行不畅,则心脉瘀滞,不通则痛,故心绞痛发作;心气不足,心脉痹阻,心失所养。故气短、心累、心悸、失眠。所以气虚是冠心病心绞痛发生的基本病理改变。血瘀因气虚而成,是继发病理产物;气虚为本,血瘀为标。整个病程中心累、气短、疼痛等症状常常存在,故气虚血瘀是冠心病心绞痛的基本病机。并贯穿其全过程。但由于素禀强弱、体质差异,故其气虚有偏阴虚、阳虚,血瘀有夹痰、湿、气、郁等不同。更因不同的患者有不同的兼夹症等,故在基本的病机之上又有不同证型,当分别论治,并总结出5个基本证型,即单纯型(单纯气虚血瘀型)、胃心不和型、胆心不和型、肝心同病型、肺心同病型。

在这个病例中,郭老师始终抓住患者气虚血瘀这一核心病机,采取益气通脉,化痰逐瘀的治疗思路,用大剂量北黄芪以益气行血,制何首乌、丹参、川芎等以养血、活血,葛根升阳发散,助心行血。另用全栝楼、法半夏等以化痰散结,患者瘀滞太盛,再加水蛭等搜剔络脉。诸药合用,以益气补虚、活血化瘀,终使瘀血去而新血生,如此重症竟渐获愈。实中医药之功不可没也。(王辉2012年第8期《中

国中医急症》)

验案2

肖某,女,53 岁。2003 年 9 月 11 日初诊。冠心病胸闷隐痛 2 年,面白乏华,形体略胖,劳累加重,心电图显示心肌缺血。舌质略淡、苔薄腻微黄,脉沉滑。辨为本虚标实,气虚血瘀,痰瘀化热。治宜益气化瘀,行气化痰,兼清利湿热。

处方:黄芪 50 克,丹参 30 克,川芎 20 克,葛根 30 克,薤白 20 克,制何首乌 20 克,法半夏 15 克,郁金 15 克,降香 15 克,延胡索 20 克,全栝楼 15 克,茵陈 20 克。每日 1 剂,水煎服。复方丹参丸携带备用。嘱可坚持散步,保持情绪平静,清淡饮食,不过饱过饥、忌肥厚味辛辣等。

服药 4 剂胸闷痛大减,本法调治月余,诸证悉平。

【诊疗心法要点】观其脉症,此乃虚、瘀、痰、湿、热五因夹杂,故治宜标本同治,扶正与祛邪兼顾,所以郭老采用了以下五法调治:郭老师在方中首先选用黄芪、制何首乌这两味药物以补气养血,补阳益阴;配用丹参、川芎这两味药物以活血化瘀,益心通脉;配用延胡索、降香、郁金这三味药物以辛散温通,行气止痛;配伍全栝楼、薤白、法半夏三味药物以化痰散结,宽胸通阳;最后以茵陈清热利湿,逐邪外出。可以看出郭老师调治此证,辨证精心,组方严谨,至周至全。标本缓急,了然于胸;主次轻重,进退有序;药物配伍,浑然天成,故效如桴鼓。药进 4 剂,则胸闷痛大减,复调治月余,诸证悉平。(高尚社 2013 年第 6 期《中国中医药现代远程教育》)

聂惠民验案 3 则

验案1

某女,48 岁。2001 年 2 月 28 日初诊。主诉胸闷如有物堵塞,气短乏力、头晕、心慌、失眠 2 个月余。患者面色晦黄,精神欠佳,舌尖红、舌质略暗、苔白略腻,脉沉细略弱。心电图提示心肌供血不足,冠心病。辨证属气阴不足,兼有痰饮内闭胸中。治宜宣痹通阳、宽胸养心。

处方:西洋参 6 克(另包炖煎),麦冬 12 克,五味子 4 克,栝楼皮 10 克,法半夏 10 克,薤白 4 克,茯苓 15 克,炒白术 12 克,菊花 12 克。7 剂,水煎服。

二诊(3 月 7 日):自诉服药后胸闷大减,睡眠好转,自我感觉精力转佳,舌暗减轻,脉力增强。效不更方,继进 7 剂。治疗 1 个月后,患者体力和精力俱佳,心电图复查完全恢复正常。

验案 2

某男,56 岁。2002 年 10 月 20 日初诊。主诉心慌、胸闷 7 天,伴有轻咳,患者自诉平常性格急躁易怒,此次病起于精神不愉快,舌质红、苔淡黄,脉沉弦。心电图提示 ST 段下移,T 波低平,提示冠心病。辨证为气滞,气阴不足。治宜理气益气养阴。

处方:柴胡 10 克,黄芩 10 克,西洋参 8 克(另包炖煎),炙甘草 4 克,麦冬 15 克,五味子 5 克,白芍 10 克,桔梗 12 克,佛手 12 克。7 剂,水煎服。

二诊(10 月 27 日):患者心慌、胸闷、咳嗽消失,咽干。前方加玄参 8 克、石斛 10 克。7 剂,水煎服。经过半年的调理,患者心电图恢复正常。

验案 3

某女,62 岁。2002 年 11 月 18 日初诊。自诉胸闷,胸部有针刺样疼痛,气短,乏力,动则更甚,大便黏滞不爽,口唇紫暗,面色黧黑,舌质暗有瘀斑、苔薄白,脉沉略涩。心电图示冠脉供血不足,提示冠心病。辨证为心血瘀阻,气阴不足。治以活血化瘀,兼以益气养阴为法。

处方:生地黄 12 克,熟地黄 12 克,当归 12 克,麦冬 12 克,五味子 3 克,赤芍 12 克,白芍 12 克,西洋参 5 克(另包炖煎),桃仁 10

克,红花6克,柴胡10克,炒枳壳12克,桔梗10克,怀牛膝12克,炒酸枣仁15克。7剂,水煎服。

二诊(11月25日):自诉服药后症状大减,效不更方,调理而安。

【诊疗心法要点】聂老师擅用经方治疗疑难病。

验案1:此患者主要病机为痰浊兼气阴不足,舌苔腻提示有痰浊内阻,同时脉沉细略弱提示宗气不足,舌尖红是心阴不足的表现。故以栝楼薤白半夏汤与生脉饮合方治疗获效。聂老师认为大多数冠心病患者舌质都偏暗,但不能皆用活血化瘀的方法,此患者只要痰浊一去,血脉畅通,气阴得复,病情自然痊愈。

验案2:此患者主要病机为气郁兼气阴不足。发病史及脉象提示患者有肝胆之气郁结不通,舌质红、苔淡黄是肝郁化火伤阴之表现。患者年过半百,脉沉有气虚的存在。聂老师认为冠心病患者的舌脉是非常重要的辨证依据,不能仅凭患者的症状描述。故予小柴胡汤与生脉饮合方治之。

验案3:聂老师分析此患者主要病机是血瘀兼气阴不足。胸部刺痛、口唇紫暗、面色黧黑、舌质暗有瘀斑、脉略涩都提示此患者血瘀较重。故予血府逐瘀汤与生脉饮合方治疗获效。此时活血要强调理气活血,譬如血府逐瘀汤就含有四逆散来条达气机。(张秋霞,张沁园2004年第12期《山东中医杂志》)

段富津验案1则

验案

毕某,男,53岁。冠心病多年,近10天心前区刺痛,胸闷气短,劳累后尤甚,伴心悸、乏力、少寐,舌质略暗淡,脉沉细。心电图ST－T下降,T波V_{4-6}低平。西医诊断为冠心病、心绞痛。证属心经气血不足,瘀血内阻。

处方:白参15克,黄芪35克,当归15克,川芎15克,五味子15

克,丹参20克,三七粉8克,郁金15克,酸枣仁20克,柏子仁20克,炙甘草15克。

服上方21剂,好转,但心区仍痛,上方加延胡索15克、姜黄15克;又服21剂,心痛明显减轻,睡眠欠佳,上方加茯苓20克、蜜远志10克;又服14剂,各症基本消失,脉缓,心电图T波略低平,心率60次/分左右。继续服用上方7剂,以巩固疗效。

【诊疗心法要点】本案属本虚标实之证,本虚因气血不足,标实为瘀血内阻。《太平圣惠方》在"治心痹诸方"中指出"夫思虑烦多则损心,心虚故邪乘之,邪积不去,则时害饮食,心中愊愊如满,蕴蕴而痛。"气虚无力推动血液,血行不畅,气血瘀滞,痹阻心脉,不通则痛,故见心区刺痛。心气不足,则胸闷气短,劳累后加重。心血亏虚,心脉失养,则心悸;血不养心,神不守舍,则少寐。气血俱虚,周身失养则乏力,舌质暗淡,脉沉细。治当益气养血为主,活血通络为辅,故可以养心汤为主方,因有明显的血瘀表现,加丹参、三七粉、郁金活血理气。服用21剂后,仍心痛,需加大活血力度,故加延胡索、姜黄。心痛减轻后出现睡眠欠佳,用茯苓、蜜远志养心安神,更体现了此患心痛由心之气血不足导致,适于用养心汤治疗。(宋歌,段富津2007年第4期《中医药信息》)

王国三验案2则

验案1

王某,女,65岁,退休干部。2005年9月8日初诊。6个月前因过度疲劳而心前区憋闷疼痛,失眠多梦,心悸气短,经某医院诊断为冠状动脉粥样硬化性心脏病心绞痛。此后每于劳作或忧郁、感冒即心绞痛发作,次数逐渐增多,每次持续2~10分钟,向左肩放射。每次疼痛发作,均须含服消心痛片,由于疼痛逐渐加剧,消心痛片用量渐增至4片而效不显著。心电图示:下壁心肌供血不足。舌质稍淡、苔薄白润、舌边瘀斑,脉沉虚无力。中医诊断:胸痹。辨证属心气亏虚,因虚致瘀,心脉瘀阻,不通则痛。治宜益气养心,镇静安神,活血止痛。方选补心合剂加味。

处方:党参20克,黄芪18克,当归15克,熟地黄6克,丹参15克,麦冬9克,川楝子10克,龙眼肉10克,生龙骨24克,生牡蛎24克,焦山楂9克,焦麦芽9克,焦神曲9克,远志10克,延胡索10克,酸枣仁24克,石菖蒲10克。14剂,每日1剂,水煎服。

二诊(2005年9月22日):诸证减轻,精神好转,入睡较快,梦亦减少,短气渐去,心绞痛每日发作2~3次,每次发作含服硝酸异山梨酯片2片即可缓解,舌脉同前。唯脘闷不舒,食欲不振。因患者素体虚弱,气运不足,加以所用熟地黄、黄芪均为静药,故必出此症。乃于上方中加砂仁、陈皮各5克,嘱再服14剂。

三诊(2005年10月6日):脘闷尽除,食欲渐振,失眠多梦、心悸短气等症消失,心前区偶尔闷痛,短时即去,硝酸异山梨酯片已多日未服。舌质渐红、舌边瘀斑转淡,脉较有力。心电图示:大致正常心电图。病情明显好转,但元气未复,瘀血未尽。

处方:黄芪20克,党参15克,当归10克,熟地黄10克,砂仁5克,陈皮5克,丹参15克,桂枝10克,炙甘草6克。28剂。

随访至2006年7月,诸证均未再发,2次复查心电图均正常。

【诊疗心法要点】王老师认为,心病的病因病机虽然多端,但心气虚损是引起心病的主要病因病机。治疗上调和气血是治疗心病的第一要法,王老师注重养心安神,并自拟补心合剂随证加减,常获良效。本案患者诊为冠心病,治以益气养心,镇静安神,活血止痛之法获效。(张国江,李桂林,刘玉洁2009年第4期《河北中医》)

验案2

赵某,女,56岁。2004年3月18日初诊。患者4年前因劳累而发心前区憋闷疼痛,每次发作6~8次,持续2~6分钟,向左肩放射。口服硝酸甘油可缓解。于某医院做心电图诊断为:冠心病(劳力型心绞痛)。经对症治疗而缓解。平素经常服用复方丹参片维持。近1个月以来复因劳累而上述症状加重,遂邀王老师会诊。刻下:心前区憋闷疼痛,向左肩放射。每日发作 5~9 次,持续 2~6 分钟,口服硝酸甘油可缓解,伴心悸气短。失眠多梦,纳可,二便调,舌质暗淡、边有瘀斑、苔薄白,脉沉细无力。心电图检查提示:ST-T 改变。中医辨证属:心气亏虚,因虚致瘀,心脉瘀阻。治宜益气养心,宁神镇静,活血调气。予以自拟补心合剂化裁治疗。

处方:太子参 18 克,当归 10 克,白芍 10 克,龙眼肉 10 克,酸枣仁 30 克,柏子仁 10 克,远志 10 克,丹参 18 克,川楝子 15 克,延胡索 10 克,郁金 10 克,枳壳 6 克,鸡内金 10 克,山楂 9 克,麦芽 9 克,神曲 9 克,生龙骨 30 克,生牡蛎 30 克,紫贝齿 40 克。14 剂,常法煎服。

二诊:服药后,诸证减轻,精神好转,入睡较快,梦亦减少,心悸气短大减,心前区疼痛减轻,每日发作 3~5 次。舌脉同前,唯脘闷不舒,食欲不振。因患者素体虚弱,脾气不足,乃于上方中加砂仁、陈皮各 3 克,嘱再服 14 剂。

三诊:心前区疼痛未作。精神与睡眠好转,纳食增多,舌质渐红、舌边瘀斑好转,脉较有力。复查心电图转为正常。随访至今未再复发。

【诊疗心法要点】王老师对心病的治疗颇有见地,在大量的临床实践中总结了冠心病心绞痛的病机及中医的辨治规律,提出了心气不虚不为痹的理论观点,并在此基础上创立了益气养心法作为治疗冠心病心绞痛的根本大法,并兼以理气、活血、化痰、散寒的灵活变通原则。除此以外,还提出心病必参郁治,注意顾护胃气的新观点。自拟补心合剂治疗了上万例冠心病心绞痛患者,收效卓著。

本例患者以年龄较大、病程长、反复发作为特点。病因乃劳累所致,劳则气耗,日久而气阴两虚,脉络瘀阻。不通则痛,发为胸痹。本病病位在心,心气虚损为其本,脉络阻滞为其标。予以益气养心治本,活血通脉治其标。采用王老师自拟之补心合剂。方中太子参、当归、白芍、龙眼肉益气养阴为君药;佐以柏子仁、酸枣仁、远志养心安神以治其本;丹参、川楝子、延胡索、郁金行气活血止痛以治其标;枳壳、山楂、麦芽、神曲、鸡内金一方面调气和胃,更兼动静结合以防补药滋腻。二则以助药力发挥；再入紫贝齿、生龙骨、牡蛎重镇安神平肝，以防肝气不调而影响于心。全方共奏益气养心、活血通脉之功。因药证合拍，故收佳效。（刘玉洁，赵刃，李桂林，等2008 年第 3 期《江苏中医药》）

任继学验案 1 则

验案

王某，男，60 岁。1995 年 10 月 6 日初诊。患者近 4 年来经常心悸、气短，急躁易怒，夜寐多梦，自服天王补心丹可缓解。近 1 个月来自觉心前区闷痛，时有刺痛并伴右侧肩胛区酸痛，夜间为甚，服用速效救心丸后缓解，但不久又复发；纳可，口干不欲饮，二便正常；颜面青黄，口唇青紫，舌隐青、苔薄白，脉沉涩。心电图示心肌缺血。诊断为厥心痛，证属气滞血瘀。治宜理气化瘀、益气止痛。

处方：赤芍 15 克，桃仁 15 克，红花 15 克，当归 15 克，生地黄 15克，枳壳 15 克，川芎 15 克，桔梗 10 克，牛膝 25 克，黄芪 10 克，甘草5 克。水煎服，每日 1 剂。

6 剂后胸闷心痛明显减轻；又治疗 1 月余，诸证消失，复查心电图示大致正常。

【诊疗心法要点】该患者年老体衰，肾精亏损，精亏不能上奉于心，水火失济，致心阴不足，心阳独亢，扰动心神，故心悸易怒；又阴虚日久，阴损及阳，心阳不足，无力温运血脉，血行迟滞，瘀血停留，故不通则痛为法。治以理气化瘀、益气止痛为法。所处方药由血府逐瘀汤化裁而成，方中当归、川芎、赤芍、桃仁、红花养血活血化瘀；牛膝祛瘀血、通血脉，引瘀血下行，有"血化下行不作劳"之意；桔梗开宣肺气，载药上行，枳壳开胸行气，以助血行，二者一升一降，升降相因；生地黄合当归养阴凉血清热，使祛瘀不伤正；甘草调和诸药。合用之，使瘀去气行，诸证可愈。（任喜尧，任喜洁 2005 年第 10 期《中国中医急症》）

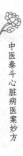

颜德馨验案 1 则

验案

罗某,女,55 岁。2004 年 10 月 13 日初诊。胸闷 1 月余。有冠心病病史,曾行冠状动脉球囊扩张术加支架植入术。诊见:胸闷,疲乏无力,上腹胀,纳差,嗳气,恶心,口干,大便结,舌淡暗有瘀斑、苔薄白,脉细缓。查:心率 56 次/分,律齐,心尖部可闻及收缩期杂音。血压 128/75 毫米汞柱。西医诊断:冠心病;冠状动脉球囊扩张术加支架植入术后。中医诊断:胸痹。证属气虚血瘀。治以益气活血法。方以益心汤加减。

处方:黄芪、决明子各 30 克,麦冬、党参、生地黄、葛根各 15 克,川芎、当归、降香、苍术各 9 克,砂仁(后下)、甘草各 6 克,水蛭 4 克。7 剂,每天 1 剂,水煎服。

二诊(10 月 18 日):服药后胸闷缓解,精神稍好转,腹胀减,仍觉食欲差,嗳气,恶心,疲倦,舌淡、苔白腻,脉细。治宜醒脾化痰。

处方:五爪龙 30 克,藿香、佩兰、白芍、葛根、苍术各 15 克,川芎、降香各 9 克,紫苏梗 12 克,砂仁(后下)、木香(后下)、甘草各 6 克,胆南星 12 克。7 剂,每天 1 剂,水煎服。

药后诸证均除。

【诊疗心法要点】颜老师认为,胸痹主要病机为阳微阴弦,阳气虚衰,气化功能障碍,瘀血痰浊使心之气血运行不畅而发生胸闷、胸痛、心悸等症。自拟益心汤益气化瘀,活血通脉,用于治疗冠心病心绞痛,多能较快地缓解症状。

患者年老气血不足,脏腑失养,故见脏气虚衰,瘀血内阻之病证。病机为心气不足,瘀阻心脉。故治以益气活血法。方中党参、黄芪补益中气以助心气,气行则血活,善调气机是颜老师用药特色;葛根升清阳;川芎活血行气;降香、决明子降浊气;水蛭、当归活血通脉,水蛭具破瘀血、散积聚、通经脉、利水道之功,散瘀之力尤强,故用于通心脉之瘀痹;患者尚有口干、便结、脉细等阴液不足之征,加生地黄、麦冬滋养阴液,配砂仁醒脾理气,苍术化浊,以制滋润药而不腻。二诊辨证以气虚痰瘀为主,故去麦冬、生地黄、水蛭等滋阴及破血之品,加藿香、佩兰芳香醒脾,胆南星清热化痰。诸药合用,奏益气化痰、活血通络之功,故收效颇佳。(严夏,李际强,颜德馨2005 年第 8 期《新中医》)

路志正验案 2 则

验案 1

某男,57 岁,职员。2009 年 8 月 13 日就诊。6 年前暑夏,患者因生气,出现胸闷憋气、偶有胸痛,此后每于生气或饱食即有发作,每次 5 ~ 10 分钟,休息或服速效救心丸可以缓解,但病情迁延不愈,尤以暑热季节更为明显,不敢剧烈活动,同时伴有食后胃胀不适,呕恶嘈杂,后背发沉,口苦纳差,大便黏滞不爽。曾到某三甲医院查心电图示:窦性心律,ST – T 改变。心脏冠脉 CT 示:左冠状动脉前降支斑块形成,狭窄 >75%。诊断为冠心病心绞痛,因工作繁忙未能系统治疗。既往吸烟史 30 年,高血压病史 20 年,阵发性睡眠呼吸暂停病史 10 年。刻下:血压 160/95 毫米汞柱,形体丰腴偏胖,口唇发绀,心、肺、肝、脾未见异常,舌质暗紫、体胖、边有齿痕、苔薄黄,脉弦滑。中医诊断:胸痹心痛。辨证为胆胃不和,痰浊痹阻。治宜温胆和胃、通阳宣痹。方以温胆汤合栝楼薤白半夏汤加减。

处方:西洋参 10 克,竹茹 12 克,姜半夏 10 克,茯苓 30 克,陈皮 10 克,紫苏梗 12 克,荷梗 12 克,栝楼皮 20 克,薤白 10 克,郁金 12 克,厚朴花 12 克,炒枳实 15 克,葶苈子 15 克,炒谷芽 30 克,炒麦芽 30 克,炒神曲 12 克,炙甘草 6 克,生姜 6 克,竹沥水 30 毫升。14 剂,水煎服,每日 1 剂。

二诊(8 月 27 日):胸闷憋气、胃胀呕恶等症状明显缓解,口苦减轻,大便通畅,唯舌脉同前。表明痰浊始化,瘀血未行,上方加白术 20 克、丹参 15 克,以增强健脾活血之力。遵此治法加减治疗 3 个月,病情完全缓解,胸闷憋气消失,阵发性睡眠呼吸暂停亦有减轻,血压维持在 140/85 毫米汞柱左右。复查心电图示窦性心律、T 波低平。嘱其低盐低脂饮食,戒除烟酒,适量运动,减轻体重;且日常服用香砂和胃丸配以血府逐瘀胶囊以巩固疗效。

【诊疗心法要点】本例冠心病心绞痛患者病症特点是 6 年前暑夏季节因生气后发病,且此后每于生气或饱食即有发作,尤到暑夏季节更为明显,不敢剧烈活动,同时伴有食后胃胀不适,呕恶嘈杂,后背发沉,口苦纳差,大便黏滞不爽。结合其形体丰腴偏胖,有吸烟、高血压、阵发性睡眠呼吸暂停等病史以及舌质暗紫、舌体胖边有齿痕、苔薄黄、脉弦滑,路老师认为,本案属胆胃不和、痰浊痹阻证,涉及肝、胆、脾、胃、心。病虽脏腑皆伤,而以腑损为主。纵观该患者发病季节、诱发因素、病证特点、体质体形、舌脉象,便知其素常脾虚湿盛。更于湿热氤氲之暑夏,恰遇生气恼怒,肝气郁结,必致已虚之脾土为湿困,更为肝乘,而脾之运化失司,水谷不能化生精微营养周身,反而酿变痰浊,痹阻气机,胸阳不振,发为胸痹心痛。

路老师以温胆汤合栝楼薤白半夏汤加减治疗本例患者,是针对胆胃不和、痰浊痹阻之病机,取温胆汤之温胆和胃、化痰降浊之功效,栝楼薤白半夏汤之宣痹通阳、宽胸散结之作用。方中姜半夏、茯苓、陈皮、竹茹、炒枳实、炙甘草、生姜乃温胆汤原方以温胆和胃;栝楼皮、薤白、姜半夏以通阳宣痹,方取栝楼皮更有利于通痹散结、化湿利水,走而不守;加用西洋参以益气健脾治其本;紫苏梗、荷梗、郁金、厚朴花、炒谷芽、炒麦芽、炒神曲和胃消食,理气导滞;葶苈子、竹沥水泻肺化痰,更针对阵发性睡眠呼吸暂停而用。纵观整个治疗过程和组方特色,以经方为基础,谙熟经方原旨和中药药性,中西结合,病证兼顾,辨证讲法度,施治有层次,用药分轻重,足见路老师中医功底之深厚,临证经验之丰富。(尹倚艰 2010 年第 11 期《中国中医药信息杂志》)

验案 2

某女,70 岁。既往有胃病史多年,近 2 年来渐感左胸前不适,经心电图等检查诊断为冠心病。1 周前因劳累、情志不畅而突发左胸刺痛难忍,伴头晕气短、恶心欲吐、乏力欲倒,经医院急救后,虽已脱险,但胸痛日发 3～4 次,经用西药控制不理想,而求诊于中医。就诊时症见:心痛日作,胸闷气短,口干纳呆,心烦易怒,大便干结,舌尖红、舌体胖有齿痕、苔薄白,脉细数。心电图示,胸前导联 ST－T 改变。治宜益气健脾、补血宁心。

处方:太子参 12 克,黄芪 15 克,桂枝 1.5 克,丹参 15 克,黄精 12 克,天冬 12 克,麦冬 12 克,小麦 15 克,炒柏子仁 15 克,石菖蒲 10 克,郁金 12 克,枳实 12 克,生牡蛎 30 克(先煎)。

药后胸痛发作明显减轻,继服药 14 剂,心痛消失,心电图各导联已明显改善。

【诊疗心法要点】本例素体脾胃虚弱、运化无力,气虚血少、心脉失养,久之发生心痹,因劳累、情志不畅而发作。证属心脾两虚、气阴不足,夹有虚热,是从脾论治心痛的典型病案,脾心痛最早见于《灵枢·厥病》篇:"厥心痛,痛如以锥针刺其心,心痛甚者,脾心痛也,取之然谷、太溪",唐代孙思邈《备急千金要方》:"心劳病者,补脾以益之,脾王则感于心也",后世医家多有发挥。我们认为脾为心之子,心为脾之母,生理上有心火之热以温脾土的母子相生关系,病理上有母病及子和子盗母气、亦能令母实的相互传变关系。若素体脾虚,气血化生无源或肝郁乘脾,脾气郁结、运化无力,日久皆可致心脾两虚而发胸痹,或脾失健运,一方面清阳不升、浊气上逆,另一方面津液不化、水湿内停、阴乘阳位、气机壅塞而发胸痹。

本案心痛发作因心脾两虚,心脉失养、虚火内扰所致。故以太子参、黄芪健脾益气;黄精、天冬、麦冬、炒柏子仁、小麦、生牡蛎养阴生津,安神宁心;用石菖蒲、郁金开郁宣痹;枳实消导,润降通便并助运化;恐久病入络,以丹参、枳实与少量桂枝合用,取通阳和络之意。诸药合用,既有补脾益气、养心安神之功,又有养阴清热、通络止痛之效。若舌有瘀点、脉沉涩、瘀血较明显者,可佐以桃仁、红花以养

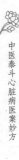
血活血;口干、盗汗、夜间烦热者,前方去黄芪,加莲子心、地骨皮。
(冯玲,路洁,苏凤哲 2010 年第 10 期《世界中西医结合杂志》)

邓铁涛验案 2 则

验案 1

　　张某,男,65 岁,珠海市财政局退休干部。2005 年 10 月 2 日初诊。主诉:心慌、憋闷 3 年,伴左胸刺痛 5 天。病史:患者 3 年前因休息不佳,情绪刺激出现心慌气憋,时发时止。曾在某医院就诊,经心电图等检查诊断:冠状动脉硬化性心脏病。予硝酸甘油、丹参片等治疗,症状稍减,近 5 天来因劳累,其症又作,伴左胸刺痛,曾因疼痛剧烈持续 5 分钟,舌下含服硝酸甘油后方可缓解,伴胸闷、心慌、气憋、心烦、失眠。遂今日来我科门诊就诊。既往体健,62 岁丧偶,否认高血压、糖尿病病史。望闻切诊:慢性病容,形体肥胖,活动自如,面色微黄,肌肤润泽,目珠不黄,眼睑无浮肿,语言清晰,无咳喘声及异常体臭,颈部未扪及瘰疬,腹部未扪及癥瘕痞块,胸痛发作时伴轻度头晕。舌质暗、苔白厚,脉弦滑。实验室检查:心电图示冠心病。血脂总胆固醇 5.2 毫摩尔/升,三酰甘油 2.2 毫摩尔/升。辨证分析:患者因丧偶致肝气郁滞,脏腑功能失调,脾失健运,痰湿内生,痰浊上扰,阻滞胸阳,胸阳不展,闭涩心脉则心慌气憋、左胸刺痛,提示有血瘀存在;舌质暗、苔白厚,脉弦滑均为痰浊之征。西医诊断:冠心病;中医诊断:胸痹。证属痰瘀互结。治则:健脾、除痰、化瘀、利气。方拟邓氏温胆汤加味。

　　处方:橘红 8 克,法半夏 8 克,茯苓 10 克,竹茹 10 克,枳壳 10 克,丹参 12 克,薄荷 10 克,甘草 3 克。7 剂。医嘱:不食过凉生冷、肥甘厚味之物,卧床休息,避免忧思恼怒等不良刺激,保持情绪稳定。

　　二诊(10 月 10 日):服药 7 剂,症状明显好转,心慌减轻,左胸刺痛未作,效不更方,续用 10 剂。由于方证对路,邓氏温胆汤加味产生了明显的缓解心绞痛,改善临床症状的疗效,特别是患者心电图的改善更为明显。

三诊(10 月 21 日):症状进一步缓解,余症全除,复查心电图正常,原方加用党参、黄芪,并合用丹参片以巩固疗效,随诊月余,其症未作。

【诊疗心法要点】根据邓老师"痰瘀相关"理论,该患者辨证为冠心病(胸痹,痰瘀互结型),适合用温胆汤加味治疗。邓老师认为冠心病属中医胸痹、心痛范畴,病机特点属本虚标实,虚则气虚、阳虚、气阴两虚;实则气滞、血瘀、痰浊、寒凝。而本病是因肝郁气滞引起痰瘀闭阻,气虚因素也不能忽视。而广东病例以气虚、痰浊兼血瘀者多见,因其地处南方湿地,又喜冷饮而伤阳气,故用温胆汤,健脾、除痰、行气,在此基础上加用党参、黄芪以补气,加用丹参等以活血,可取得较好的疗效。笔者的临床观察再一次证明:邓老师提出的冠心病"痰瘀相关"理论在冠心病防治实践上具有独特的指导意义,同时在中医"胸痹"病机理论上也有重要的创新意义。(吴伟康,邓铁涛2006 年第 1 期《深圳中西医结合杂志》)

验案2

陈某,男,70 岁。因"反复胸部闷痛 8 个月,加重 4 天"为主诉于 2001 年 1 月 28 日入院。

患者去年 5 月在香港旅游时突发胸前区闷痛,即在当地医院就诊,行冠脉造影示:冠状动脉三支病变,前降支、回旋支闭塞。当时诊为急性心肌梗死,经治疗病情好转稳定,当地医院建议其行冠脉搭桥术,但患者因经济困难而拒绝。此后仍有反复胸前区闷痛不适,多为劳力时诱发,持续 10~15 分钟,含服硝酸甘油能缓解。近 4 天患者又觉胸闷不适,伴咳嗽,气促,动则加甚,双下肢浮肿,遂入我院治疗。入院时症见:神清,疲倦,胸闷,咳嗽,痰白,气促,动则加甚,双下肢轻度浮肿,口干,纳眠欠佳,不能平卧,二便尚调,舌淡暗、苔白微浊,脉细数。查体:双肺呼吸音粗,中量干啰音及少量湿啰音,心率:100 次/分,早搏(期前收缩)7~8 次/分,心尖区闻收缩期

3/6 杂音,双下肢Ⅰ度浮肿。心电图示:窦性心动过速、陈旧前壁心肌梗死、左前分支传导阻滞、频发房性早搏、室性早搏、心肌劳累,全胸片示:慢性支气管炎,肺气肿,主动脉硬化,符合冠心病诊断。心脏彩超示:左室前间隔、前壁、下壁、尖段心肌变薄,运动低平,左室射血分数25%。入院西医诊断:冠心病、陈旧性前壁心肌梗死、心律失常(频发房性早搏、室性早搏)、慢性心功能不全、心功能4级;中医诊断:胸痹。证属气虚痰瘀。入院后中医治以涤痰活血,汤药予温胆汤加丹参、桃仁、川芎等,并予静脉滴注灯盏花素,口服通冠胶囊、固心胶囊,配合西医强心、利尿、扩血管、抗心律失常等治疗。患者双下肢浮肿消退,早搏消失,但仍有胸闷,气促,动则加甚,不能平卧,需24小时持续静脉滴注硝酸甘油。于2月1日请邓老师查房,邓老师诊病时见患者神清,疲倦,少气乏力,胸前区有憋闷压迫感,动则喘促,不能平卧,咳嗽,痰少色白,纳呆。望诊见患者面色无华,唇色淡暗,舌质淡暗、舌边见齿印及瘀点瘀斑、舌底脉络迂曲紫暗,苔薄白微腻,左脉弦,右脉紧涩。邓老师辨证为气虚痰瘀阻脉。治以益气涤痰活血为法,汤药仍以温胆汤加减。

处方:竹茹10克,枳壳6克,化橘红6克,半夏10克,党参24克,茯苓15克,白术12克,五爪龙30克,炙甘草6克,丹参15克,三七末3克(冲服)。

服3剂后,患者胸闷、气促减轻,精神好转,面有华色,不需再用硝酸甘油持续静脉滴注。2月8日邓老师复诊,患者胸闷偶有发作,活动时少许气促,咳嗽,痰白,纳呆,大便干结,舌淡暗、苔微浊,脉滑寸弱。邓老师认为患者气虚之象明显,应加强益气,于上方中白术用30克,五爪龙用50克,加火麻仁30克,另予吉林参6克炖服,进3剂。病情进一步好转,胸闷偶有发作,无咳嗽,气促,胃纳增,大便调。复查心电图示:陈旧性前壁心肌梗死,左前半支传导阻滞。于2月12日出院,门诊以原方续进10剂巩固疗效,嘱患者忌肥甘饮食,戒烟酒,以防复发。

【诊疗心法要点】邓老师认为冠心病是一个本虚标实之证,正虚(心气虚和心阴虚)是本病的内因,痰与瘀是本病继发因素。气虚、阴虚、痰浊、血瘀构成了冠心病病机的四个主要环节。一般的冠心病以气虚(阳虚)而兼痰浊者为多见,当疾病到了中后期或心肌梗死的患者,则以心阳(阴)虚兼血瘀或兼痰瘀为多见。邓老师认为广东人体质较之北方人略有不同,岭南土卑地薄,气候潮湿,冠心病以气虚痰浊型多见。从病因来看,患者多因恣食膏粱厚味,劳逸不当,忧思伤脾,使正气虚耗,脾胃运化失司,聚湿成痰,形成气虚痰浊。不单是血瘀为患,而痰浊闭塞,也是其主要的病理机制。故此,邓老师提出"痰瘀相关"论,认为痰是瘀的初期阶段,瘀是痰的进一步发展。此外,邓老师认为不仅气滞可导致血瘀,气虚亦可致血瘀,因为气为血之帅,气虚无力推动血行,则致血瘀。这就从另一角度提示我们,治疗可通过益气行血之法加以解决,寓通瘀于补气之中。冠心病的本虚,以心气虚为主,与脾的关系甚大。心气虚,主要表现其主血脉的功能低下,而要提高其功能,则有赖于气与血对心的濡养。脾为后天之本,气血生化之源,脾主升运,能升腾清阳,从根本上起到益气养心之效。故邓老师强调补益心气重在健脾。此外,脾胃健运,则湿不聚,痰难成,亦为除痰打下基础。治疗冠心病属于气虚痰浊者,邓老师喜用温胆汤加参,基本方是:半夏9~12克,茯苓12克,化橘红4.5克,枳壳4.5克,甘草4.5克,竹茹9克,党参15克,丹参12克。方中用党参补气扶正,丹参活血化瘀,温胆汤除痰利气,条达气机。邓老师使用该方时,喜用化橘红代陈皮以加强开胸之力;轻用竹茹,不在清热,意在除烦宁心,降逆消痞;用枳壳代枳实,意在宽中又防枳实破气伤正。因本病是标实本虚之证,只顾通阳,并非久宜,故加参益气固本,标本同治,不但补益了心气,而且可使"气顺则一身津液亦随气而顺矣"。本例患者初用温胆汤加活血化瘀药治疗,疗效欠佳,邓老师仍用温胆汤,但加强补气药使用,取得较好疗效,即是一例证。该方用党参一般不超过15~18克,多用反致壅滞,不利于豁痰通瘀。如气虚明显酌加黄芪、五爪龙,或吉林参另炖,或嚼服人参;如心痛明显,可合失笑散或三七末冲服;如脾气虚弱可合四君子汤;兼阴虚不足可合生脉散;兼高血压加草决明、珍珠母;兼高脂血症加山楂、何首乌、麦芽。(吴焕林 2005 年第 3 期《福

冠心病妙方

孔光一验方 1 则

验方

【药物组成】柴胡 10 克,赤芍 10 克,白芍 10 克,丹参 30 克,郁金 10 克,半夏 10 克,青皮 6 克,陈皮 6 克,茯苓 15 克,白术 10 克,砂仁 6 克,黄芩 10 克,太子参 10 克,麦冬 15 克,甘草 6 克。

【功效】调肝、理脾、养心。

【主治】冠心病心绞痛、冠脉搭桥术后胸闷不适者及高血压性心脏病等。

【方义】本方为逍遥散、六君子汤、生脉饮、丹参饮、二陈汤、小柴胡汤等六方合用加减化裁而成,具有调肝、理脾、养心之功。方中柴胡、青皮、郁金、白芍疏肝柔肝、解郁止痛;半夏、陈皮、茯苓、白术、砂仁调理脾胃,和中化痰;太子参、麦冬、甘草益气养心;丹参、赤芍养血活血通脉,黄芩与柴胡配合,清透肝经之郁热。诸药合用,可使肝郁得疏,脾虚得复,心虚得养,瘀痰得化,郁热得清,则胸痹心痛可除。其组方至为严谨,立法甚为周全。

【加减应用】心气较虚,神疲乏力者,太子参改党参;肝经郁热重者加龙胆草、夏枯草;便秘、尿黄者,加炒栀子;苔黄腻、便秘者加栝楼、紫苏子、紫苏梗;血压高者加夏枯草、天麻、怀牛膝;血脂高者加泽泻(合白术即泽术汤);寐差者加莲子心、远志;心悸、汗出者加生龙骨、生牡蛎;头痛、肢麻者加天麻、僵蚕;舌红嫩裂,阴虚甚者加玉竹、生地黄。(严季澜 2006 年第 6 期《贵阳中医学院学报》)

李济仁验方1则

验方：归芎参芪麦味汤

【药物组成】当归、潞党参、丹参各15克，川芎、五味子各10克，黄芪20克，麦冬12克。

【功效】活血化瘀，益气生津。

【主治】冠心病。

【方义】方中当归功擅补血活血，与"血中气药"川芎配伍，更增活血化瘀、养血活血之功，故为主药；潞党参益气生津养血，黄芪补气升阳，益卫固表，辅佐主药来共同扶正；专入血分的丹参活血通络，祛瘀止痛；麦冬养阴润肺，益肾清心，生津除烦；五味子生津敛汗，敛肺滋肾，宁心安神。

【加减应用】气虚、阳虚者加大黄芪用量，潞党参改为红参；阳虚明显者加肉桂、附子；血瘀者加失笑散及红花、甘松；如若脉结代则加苦参、甘松；痰浊壅盛者，合栝楼薤白半夏汤加枳实；气机郁滞者加金铃子散、广郁金、枳实。（范敬 2010 年第 4 期《云南中医中药杂志》）

周信有验方1则

验方：胸痹一号方

【药物组成】栝楼9克，川芎15克，赤芍15克，丹参20克，郁金15克，延胡索20克，生山楂20克，桂枝9克，细辛4克，荜拨9，黄芪20克，淫羊藿20克。1日1剂，水煎2次兑在一起，分3次服，3月为1个疗程。为了增强活血化瘀的作用，根据病情加用破血化瘀之品三七粉冲服，1日2次，每次1.5克。

【功效】芳香开窍、活血化瘀、宣阳通痹、益气补肾。

【主治】冠心病正气亏虚、痰瘀交结者。

【方义】方中川芎、赤芍、丹参、郁金、延胡索化瘀活血通络、止痛,现代药理研究表明,这些药物具有扩张血管、改善微循环、增加冠状动脉血流量、改善心肌供血状态以及降低血小板表面活性和聚集性的作用;栝楼通调肺气、祛瘀化浊,体现心肺气血并重的两点论原则;桂枝、荜拨、细辛通阳温经,散寒止痛;生山楂善入血分,有活血散瘀止痛之功,实验提示生山楂能降脂、降压和扩张冠状动脉;黄芪、淫羊藿益气补肾,扶正培本,增加机体抗邪能力,且黄芪益气运血,有利于恢复心肌细胞活力,淫羊藿温补肾阳,上煦心阳,与黄芪相配共奏统运气血、温通心脉之功效。

【加减应用】气阴两虚、阴虚阳亢、血瘀阻滞或兼高血压症状者,方中除加生地黄、玄参益气养阴外,还加夏枯草、黄芩、茺蔚子清热泻火、清肝明目以降压,加夜交藤养心安神;若气阴两虚而非表现为阴虚阳亢,反以气短、乏力、脉沉细弱、舌淡嫩为主者,本方减去苦寒清泻之黄芩、茺蔚子,加升脉散补气养阴,复脉防脱;以本虚为主的患者,出现冠心病心肌梗死,要重用益气补肾之黄芪、党参、黄精、淫羊藿,活血祛瘀之赤芍、当归、丹参、郁金、延胡索,加降香以增强温通心阳之效。若病情进一步恶化,血压在 60/40 毫米汞柱或更低,表现面色苍白、冷汗淋漓、肢厥、脉微或脉绝、舌质胖淡或暗紫,则为阳虚气脱之证,可再加红参、五味子、制附片、干姜、肉桂。(张毅,李金田 2007 年第 3 期《甘肃中医学院学报》)

张磊验方 4 则

验方 1:苓枳汤

【药物组成】茯苓 10 克,杏仁 10 克,陈皮 10 克,炒枳实 10 克,桂枝 10 克,生姜 6 克,甘草 6 克。

【功效】渗利水湿,温阳降气。

【主治】无症状型心肌缺血:饮邪上犯,胸阳不振之证。

验方 2：丹百汤

【药物组成】丹参 30 克，百合 30 克，乌药 10 克，全栝楼 10 克，郁金 10 克，降香 6 克，檀香 3 克（后下），砂仁 3 克（后下）。

【主治】冠心病、心绞痛、心脉瘀阻兼有阴虚者。

【方义】该方由丹参饮、百合汤（百合、乌药）化裁而成。丹参饮为辛香温通、理气活血之要方，百合汤为养阴理气、活血止痛之妙方，该方集活血理气为一体，活血不留瘀，理气不温燥，正合张师"心血宜养宜活"之旨。

验方 3：安心汤

【药物组成】党参 10 克，麦冬 30 克，五味子 10 克，山茱萸 10 克，炒酸枣仁 30 克，茯苓 10 克，淮小麦 30 克，大枣 5 枚，炙甘草 6 克。

【功效】益心气、滋心阴、养肝血、安心神。

【主治】冠心病之心律失常于气阴两虚，心神失主之心悸怔忡之证。

【方义】该方由生脉散、酸枣仁汤及甘麦大枣汤加山茱萸化裁而成。本方用山茱萸取"心欲散，急用酸以收之"之理。本方益心气、滋心阴、养肝血、安心神，固护正气，缓以图功。

验方 4：宽胸汤

【药物组成】栝楼 15 克，薤白 10 克，制半夏 10 克，陈皮 10 克，茯苓 15 克，白术 10 克，桂枝 10 克，杏仁 10 克，葶苈子 15 克，甘草 6 克，大枣 5 枚。

【功效】宽胸理气，宣痹化痰，涤浊利湿。

【主治】胸痛不显，仅以心胸憋闷不舒，或兼活动后心慌、气促为主者，相当于缺血性心肌病；适用于痰浊壅盛，蓄饮上犯之证。（金先红、陶洁 2008 年第 5 期《中医研究》）

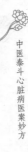

翁维良验方1则

验方：冠心3号

【药物组成】红花、赤芍、丹参、郁金、川芎。

【功效】活血化瘀。

【主治】冠心病。

【方义】红花"破血、和血、调血""通利血脉"，丹参"功同四物""破宿血，补生新血"，与红花并入心经，并有"补心定志、安神宁心"之功，二者一温一凉，相得益彰。川芎，血中气药，辛燥温散；赤芍柔肝活血；与川芎相配一刚一柔，刚柔相济。郁金，行气、解郁、凉血、破瘀。（张东，李秋艳2010年第11期《北京中医药》）

唐祖宣验方1则

验方：参芪壮阳汤

【药物组成】红参10克，制附片10克，黄芪30克，桂枝15克，焦白术15克，川芎15克，炙甘草20克，云茯苓20克，葛根20克，白芍12克。上方加水1 000毫升，浸30分钟，武火煮沸后文火煎至500毫升，滤汁留渣，再加水700毫升，煎至400毫升滤汁。两煎相合共得900毫升，每日3次，每次300毫升。

【功效】益气壮阳，健脾养心，活血祛瘀，化痰通络。

【主治】心绞痛。

【加减应用】阴寒凝滞者加制川乌9克，赤石脂18克，薤白15克，栝楼30克；气滞血瘀者加枳实15克，桃仁、红花各18克，丹参、赤芍各30克；痰浊痹阻者加陈皮15克、栝楼20克、贝母12克、薤白15克。（徐江雁2008年第9期《中国中医药现代远程教育》）

张学文验方4则

验方1：宽胸通痹汤加减

【药物组成】栝楼、丹参、生山楂、炒酸枣仁、鹿衔草各15克，薤白、降香、麦冬、川芎、赤芍各10克，桂枝6克，三七3克（末，冲服）。

【功效】通阳散结、宽胸活血。

【主治】胸痹痰浊痹阻型。临床表现以胸闷如窒为主，闷重而痛轻，或痛引肩背，短气喘促，肢体沉重，舌胖、苔浊腻或厚腻，脉滑。

【加减应用】痰浊化热者，舌红苔黄腻、脉滑数，去桂枝，重用栝楼，加黄连、胆南星；胸阳不振而痰阻者，舌暗淡、苔厚白腻，脉沉，加附子、干姜；气虚痰阻者，兼见神疲乏力、少气懒言，加人参、白术，兼肾阳虚者怕冷、四肢不温、下肢浮肿者，重用桂枝，加附子、茯苓，刺痛加桃仁、红花、琥珀，失眠加夜交藤，舌暗加葛根。

验方2：血府逐瘀汤加减

【药物组成】当归15克，桃仁12克，红花、生地黄、赤芍、柴胡、川芎、牛膝各10克，桔梗16克，枳壳6克，甘草3克。

【功效】通络行气、活血化瘀。

【主治】胸痹气滞血瘀型。临床表现以胸痛心痛为主，疼痛以刺痛为主，部位固定，夜间多发，或心悸，或胁胀，短气，舌暗或紫暗有瘀斑、瘀点，舌下脉络紫、曲、怒张，脉弦涩或结代。

【加减应用】兼痰浊者胸闷，舌苔浊腻，加栝楼、半夏、生山楂；兼阴虚者心悸心烦、失眠多梦，加鸡血藤、麦冬、五味子、酸枣仁、柏子仁；兼阳虚者面色白、手足冷，加附子、桂枝、干姜、薤白。肾阳虚者，下肢浮肿、喘促不能平卧，用真武汤加减。若疼痛剧烈，舌下含服冠心苏合香丸，静脉滴注丹参注射液。

验方3：人参汤合参附汤加减

【药物组成】人参、白术各 15 克，制附子 10 克（先煎），干姜 6 克，甘草 5 克。

【功效】温阳通痹为主，阳虚为主者益气温阳、散寒通络。

【主治】胸痹阳虚寒凝型。临床表现以胸痛、心悸、畏寒、汗出、肢冷、脉沉细为主。阳虚为主者，胸闷短气、腰酸乏力、面色苍白、唇甲淡白或青紫，舌淡白或紫暗；寒凝为主者心痛彻背、遇寒加重，手足厥冷。

【加减应用】寒凝为主者辛温通阳、宣痹散寒，方药用栝楼薤白白酒汤加桂枝、附子、檀香、枳实。重症常疼痛剧烈、大汗、面色灰暗、唇甲青紫、四肢厥冷、脉微欲绝，当回阳救逆，含服冠心苏合丸，静脉滴注参附注射液，汤剂用乌头赤石脂丸和苏合香丸。

验方4：生脉散合炙甘草汤加减

【药物组成】西洋参、五味子、桂枝各 10 克，麦冬、生地黄、丹参、生山楂各 15 克，炙甘草 6 克，三七粉 3 克（冲服）。

【功效】益气养阴、养血活血。

【主治】胸痹气阴两虚型。临床表现为胸闷隐痛、心悸、气短，时发时止、倦怠乏力、头晕目眩、面色少华，偏气虚者舌淡、脉细无力或结代，偏阴虚者失眠多梦、心烦不安、舌红少津少苔、脉细数或结代。

【加减应用】失眠、心烦加酸枣仁、远志，偏气虚者加黄芪，偏阴虚者加酸枣仁、柏子仁、玄参。肝肾不足者，加杜仲、桑寄生。若心痛甚，大汗淋漓、面色苍白、呼吸细微、脉微欲绝，当益气救逆，舌下含服冠心苏合香丸，静脉滴注生脉注射液。若兼痰浊，舌苔腻，加栝楼、薤白。（刘绪银 2011 年第 8 期《中医药导报》）

刘志明验方4则

验方1：栝楼薤白半夏汤合枳实薤白桂枝汤加减

【药物组成】栝楼9克，薤白12克，桂枝9克，枳实12克，厚朴12克，党参15克，生姜6克，半夏12克。水煎服，每日1剂，分两次温服。

【功效】通阳宣痹，豁痰下气。

【主治】厥心痛、真心痛胸阳不宣。临床主要表现为胸闷，心痛或胸痛彻背，心悸，面色苍白或暗滞少华，畏寒，肢冷，睡眠不宁，自汗，左寸脉弱或小紧。

【方义】方中用薤白、桂枝通阳宣痹散寒；栝楼、半夏、厚朴、生姜开胸中的痰结，以行气豁痰。

【加减应用】若阳虚痛甚，"心痛彻背、背痛彻心"，再合人参汤，另加三七粉1克。随汤药吞服，1日1次，心痛止，停服三七粉。若心悸气短，脉迟或结代者，合用炙甘草汤，以通阳宣痹复脉养心；若"胸痹不得卧"，即心痛不能平卧，并影响至胃，而出现胃胀痞结等症状，当心胃同治，从上方中加陈皮、茯苓等，以导滞行气，温中和胃；若偏虚者再加西洋参；若兼血虚失眠者合用四物安神汤或酸枣仁汤化裁。

验方2：四逆汤合生脉散、保元汤加减

【药物组成】制附片12克，人参15克，干姜6克，麦冬9克，五味子9克，炙甘草12克，黄芪15克。水煎服，每日1剂，分两次温服。

【功效】回阳救脱，益阴复脉。

【主治】冠心病心肌梗死合并心源性休克。阳脱阴竭：临床主要表现为持续性的剧烈心绞痛，精神萎靡，心悸气短，出冷汗，颜面苍白，四肢厥冷，或四肢出现青紫色，舌质紫暗，脉微欲绝，或见脉结

代。

【方义】方中用制附片、干姜、炙甘草回阳救逆;人参、麦冬、五味子、黄芪益气养阴。

【加减应用】若心绞痛剧烈持续不解,加苏合香丸1丸,温开水送服,1日2次,心痛止,则停服。

验方3:杞菊地黄汤合首乌延寿丹加减

【药物组成】菊花9克,干地黄12克,茯苓9克,牡丹皮12克,何首乌15克,桑椹12克,牛膝9克,桑寄生12克,菟丝子9克,草决明9克,黄精12克。水煎服,每日1剂,分两次温服。

【功效】滋阴益肾,养心安神。

【主治】冠心病,但无典型的心绞痛史。心肾阴虚:临床常见于肾阴虚和心阴虚两型。肾阴虚临床主要表现有头晕、耳鸣、口干、腰酸腿软,夜尿频数,脉沉细,或弦,或尺、寸脉减弱;心阴虚临床主要表现有心悸、气短、胸闷、夜卧不宁等,舌质红、苔薄白或无苔,脉细数无力。

【方义】方中干地黄、何首乌、桑椹、桑寄生、牛膝、菟丝子、黄精滋阴益肾,茯苓健脾以助生化之源,配菊花、草决明起养阴平肝清热的作用。

【加减应用】若心阴亏虚见心悸、盗汗、心烦不寐者,可加麦冬、五味子、柏子仁、酸枣仁等以养心安神。

验方4:栝楼薤白半夏汤合天麻钩藤饮加减

【药物组成】栝楼9克,薤白12克,半夏9克,钩藤9克,天麻9克,石决明18克,牛膝12克,杜仲12克,黄芩9克,菊花9克,何首乌12克,珍珠母18克,桑寄生12克。水煎服,每日1剂,分两次温服。

【功效】通阳宣痹,滋肾平肝。

【主治】高血压合并冠心病。阴虚阳亢:临床主要表现胸闷心痛间作,头晕、耳鸣、目眩、舌麻、肢麻、口干、心烦易怒、面部潮热、手足心发热,腹胀,舌质红,苔薄黄,脉弦等。

【方义】方中栝楼、薤白宣痹通阳;天麻、钩藤、石决明平肝熄风;黄芩、菊花清热泻火,使肝经之热不致偏亢;牛膝引血下行,配合杜仲、桑寄生、何首乌补益肝肾。(刘志明,刘如秀1994年第3期《中国医药学报》)

陈可冀验方1则

验方:愈梗通瘀汤

【药物组成】生晒参10~15克,生黄芪15克,丹参15克,全当归10克,延胡索10克,川芎10克,广藿香12~18克,佩兰10~15克,陈皮10克,半夏10克,生大黄6~10克。

【功效】益气活血、清瘀抗栓、利湿化浊。

【主治】心肌梗死急性期及恢复期。临床常表现为气虚、气滞、血瘀浊阻,气阴两虚,心阳不振,气滞血瘀浊阻证情,其证情凶险而错综复杂。

【方义】方中生晒参、生黄芪并用,具扶正益气生肌之功。因为心肌梗死发病时,心之气血骤然受阻,需立即应用益气行气、活血通瘀、抗栓生肌之品;生当归、丹参并用,具调气养血之力,使气血各有所归,即所谓"归所当归"者;延胡索、川芎并用,进一步增强理气定痛、化瘀抗栓通脉之效。广藿香、佩兰、陈皮、半夏、生大黄合用,是该方标本并治、通补兼施的体现,广藿香辛微温无毒,芳香辟秽,化湿祛浊,且具醒脾和胃之功;佩兰苦辛温无毒,有化湿祛浊而定痛之效;配以陈皮理气和中,治疗浊阻尤好;至于方中半夏之用,取其降逆止呕之力,方中生大黄之用,既可以通瘀化浊阻,又可推陈出新,即取其"祛瘀生新"之效。纵观全方,选药精当,配伍合理,诸药合用,共奏扶正益气生肌、行气活血定痛、化瘀抗栓通脉、化浊祛湿、通腑降逆之功。

【加减应用】方中人参以用生晒参或红参为好,津液亏损者可用

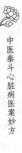

西洋参。低血压状态甚而休克阳脱者,可同时服用生脉四逆汤加肉桂;舌红口干、五心烦热者,可加石斛 30 克、玄参 15 克、麦冬 12 克、沙参 10 克、生地黄 10 克;汗出较多者可加山茱萸 12 克、五味子 10 克,黄芪加至 30 克;七情不畅、胸闷胁胀者,可以四逆散、柴胡疏肝散进退应用;心痛剧时,可嚼服苏合香丸,或于方中加细辛 3 ~ 6 克、三七粉 3 克冲服;大便不畅或干结者,可加桃仁泥 10 克、火麻仁 10 克;已通畅者,可改用番泻叶 10 克泡当茶饮;舌暗瘀血重者,可加莪术 10 克、水蛭 12 克、赤芍 12 克;脉结代者,可与复脉汤或保元汤进退;心功能不全者,可温阳利水,加北五加皮 3 ~ 6 克;卧不安者,可加酸枣仁 30 克、夜交藤 30 克。(马晓昌 2005 年第 5 期《中西医结合心脑血管病杂志》)

郭子光验方 1 则

验方:芪葛基本方

【药物组成】黄芪 30 ~ 50 克,制何首乌 20 ~ 30 克,丹参 20 ~ 30 克,葛根 20 ~ 30 克,川芎 15 ~ 20 克。

【功效】益气补虚、活血化瘀。

【主治】冠心病气虚血瘀。

【方义】方中黄芪为君,用大剂量益气行血,制何首乌养血,使生气有源,丹参、川芎活血化瘀,与黄芪相伍行血活血;葛根辛甘和散,升散灵动,以解心脉阴血凝聚,达到活血化瘀目的。该方大补已虚之气,使气旺而血行;化瘀阻之血,使瘀去而脉通;通则不痛,血行通畅,心脉自然无恙。诸药合用,共呈益气补虚、活血化瘀之功。

【加减应用】若气虚偏心阳不振者,则畏寒、面白少神、肢冷、舌淡苔白润,脉沉细弱,用基本方加桂枝甘草汤温通心阳,阳虚重者,再加制附片 15 ~ 20 克;偏气阴虚、虚阳浮亢者,则面红、心烦、口苦口干,舌红苔薄黄少津,脉多细数,基本方暂去黄芪,加太子参、麦冬、苦参或黄连;若血瘀夹气郁者,则胸紧缩感或堵塞感,嗳气略舒,苔无定象,多有瘀点,脉弦,加延胡索、香橼、郁金;如大便干结,腑气不通,每加重心脉瘀滞,加栝楼仁30克;夹痰湿者,则胸憋闷,多形肥,舌淡胖苔白滑,加入薤白、全栝楼、法半夏;如睡眠不佳,更损气阴,酌加合欢皮、酸枣仁;或心痛原本较甚,或安装支架,或搭桥手术后阻塞又致心痛者,均为心络瘀阻太甚,当搜剔络脉,酌加水蛭、血竭、三七粉之类;若兼有胃、胆、肝、肺等脏器病变者,当视其病变的主次,以心病变为主的,以治心为主兼治他脏;若以上诉他脏病变为主心脏病变为辅的,则以治他脏为主,兼治心脏。总以辨识病机,随证治之为要。(王辉2012年第8期《中国中医急症》)

段富津验方10则

验方1

【药物组成】黄芪30克,人参15克,丹参25克,当归15克,川芎15克,郁金15克,生山楂15克,赤芍15克,红花15克,甘草15克。

【功效】益气活血,祛瘀止痛。

【主治】气虚血瘀之胸痹。症见:胸闷,胸痛,气短,遇劳即发或加重,疲劳乏力,舌质暗淡,脉沉无力。

【方义】方中以人参、黄芪补气为君,二者相伍,能补一身之气,且益气有助于血行。方中以丹参、川芎、当归为臣,三者相伍,祛瘀血,生新血,祛瘀而不伤血,养血而不腻滞。郁金活血行气止痛,生山楂通行气血,有活血祛瘀止痛之功,赤芍活血散瘀止痛,红花活血通经、祛瘀止痛,此四味共助祛瘀止痛之功,用以为佐。方中甘草既助君药人参、黄芪补气,又可调和诸药,以为佐使。全方共奏益气活血,祛瘀止痛之效。使正气复,瘀血行,胸痹之证得除。

验方2

【药物组成】人参15克,黄芪30克,麦冬20克,生地黄20克,五味子 15 克,炙甘草 15 克。

【功效】益气养阴。

【主治】气阴两虚之胸痹。症见:胸部隐痛,心悸,气短体倦,自汗,五心烦热,口干,舌红少苔,脉虚数无力。

【方义】本方由生脉散合保元汤化裁而成。方中人参大补元气,黄芪补气升阳,共为君药。以麦冬、生地黄为臣,养心阴,清心热,除心烦,与君药相伍,使阳生阴长,气阴速生,补气生阴之力捷。方中五味子之性酸敛,与人参、黄芪相伍,一补一敛,可补敛欲耗之气,与麦冬、生地黄相配,一滋一收,可补敛将竭之阴,用以为佐。炙甘草既助君药益心气,又可调和诸药,以为佐使。全方共奏益气养阴之功。使气阴得复,则胸痹得除。

验方 3

【药物组成】人参 15 克,黄芪 35 克,山茱萸 15 克,枸杞子 15克,川芎 15 克,当归 15 克,柏子仁 20 克,五味子 15 克,茯苓 20 克,远志 10 克,炒酸枣仁 20 克,炙甘草 20 克。

【功效】益气补血,养心安神。

【主治】气血两虚之胸痹。症见:胸部隐痛,周身乏力,气短,心悸,惊惕不安,头晕健忘,失眠多梦,面色无华,舌淡苔薄白,脉沉弱无力。

【方义】本方由养心汤化裁而成。方中人参、黄芪为君,补益心气。当归、川芎补血和血以养心;山茱萸、枸杞子养肝补血,四药与参芪相配,有益气养血之效,用以为臣。柏子仁、五味子、茯苓、远志、炒酸枣仁宁心安神,共为佐药。炙甘草既助参芪益心气,又调和诸药,用为佐使。全方诸药相配,共奏益气补血,养心安神之效,使气旺血生,胸痹得除。

验方 4

【药物组成】人参 20 克,附子 15 克,黄芪 30 克,桂枝 15 克,炙甘草 20 克,薤白 15 克,石菖蒲 15 克,五味子 15 克,山茱萸 15 克,红花 15 克,当归 15 克,川芎 15 克。

【功效】益气温阳,养血活血。

【主治】胸痹心阳不足兼有血瘀者。症见:胸痛,痛如针刺,痛有定处,心悸,乏力,气短,自汗,面白肢冷,畏寒喜暖,舌体胖大、质暗或有瘀斑、苔薄白,脉沉迟无力或沉缓。

【方义】方中附子大辛大热,温壮元阳;人参甘温,大补元气。心阳有赖肾阳之温煦。二药相伍,上助心阳,下补肾命,中温脾土,共奏温阳固脱之功,用之得当,能挽元阳于垂危之际,共为方中君药。黄芪、炙甘草益心气;桂枝、薤白、石菖蒲温心阳,助君药益气温阳之力,用以为臣。五味子、山茱萸收敛欲耗之阳气,当归、川芎、红花养血止痛,共为佐药。方中炙甘草又可调和诸药,兼为使药。诸药相伍,使心阳得回,瘀血得行。全方共奏益气温阳,养血活血之效。

验方 5

【药物组成】人参 15 克,黄芪 30 克,桂枝 15 克,生地黄 25 克,麦冬 15 克,当归 15 克,川芎 15 克,丹参 20 克,炙甘草 25 克,石菖蒲 15 克,五味子 15 克,远志 10 克,酸枣仁 15 克,柏子仁 15 克。

【功效】益心气,温心阳,滋心阴,养心血,安心神。

【主治】阳气虚弱,阴血不足之胸痹。症见:胸闷或胸痛反复发作,遇劳即发,心悸怔忡,气短,周身乏力,动则尤甚。自汗、盗汗,五心烦热,口渴咽干,畏寒喜暖,四末不温,眩晕,面色无华,失眠多梦,舌淡少苔,脉沉弱或结代无力。

【方义】本方治症系由气、血、阴、阳俱虚所致。阳气虚弱,无力鼓动血脉流行,阴血不足,无以充盈血脉,而诸证皆生。方中以人参、黄芪补益心气为君。炙甘草益心气,桂枝助心阳,生地黄、麦冬滋心阴,当归养心血,共为臣药。川芎、丹参助当归养血活血,石菖蒲助桂枝温通心阳,五味子、远志、酸枣仁、柏子仁养心安神,共为方中佐药。全方诸药相伍,共奏益心气、温心阳、滋心阴、养心血、安心神之效,使阳气得复,阴血得充,则诸证自除。(范东明,段凤丽,李冀 2002 年第 5 期《中医药信息》)

验方6

【药物组成】栝楼50克,薤白、半夏、陈皮、枳壳各15克,郁金20克。

【功效】理气宽胸,豁痰散结,宣痹通阳。

【主治】气滞痰阻之胸痹。症见:胸中痞闷疼痛,呼吸短促,不能平卧,胸痛彻背,咳唾痰多,舌苔白腻,脉沉滑。

【方义】本方所治之胸痹,系由痰气壅盛,痹阻之甚为患。方由栝楼薤白半夏汤合橘枳姜汤化裁而成。方中栝楼为君,理气宽胸,豁痰散结,《名医别录》云其"主胸痹",《本草思辨录》曰:"栝楼实之长,在导痰浊下行,故结胸胸痹,非此不治。"薤白温通滑利,通阳散结,行气止痛,为治胸痹之要药,用以为臣,《长沙药解》云:"薤白,辛温通畅,善散壅滞,故痹者下达而变冲和",《本草求真》也说:"薤味辛则散,散则能使在上寒滞立消;味苦则降,降则能使在下寒滞立下;气温则散,散则能使在中寒滞立除;体滑则通,通则能使久痼寒滞立解……胸痹刺痛可愈。"方中半夏善能燥湿化痰,降逆散结,配栝楼、薤白,则理气宽胸,豁痰散结之功尤佳;郁金、陈皮、枳壳,助君药行气祛痰止痛,共为佐药。诸药相合,共奏理气宽胸,豁痰散结,宣痹通阳之效。

验方7

【药物组成】丹参25克,当归15克,川芎15克,桃仁15克,红花15克,赤芍15克,枳壳15克,桔梗15克,川牛膝15克,炙甘草15克,生地黄20克,生山楂20克,三七粉10克(冲服)。

【功效】活血祛瘀,理气止痛。

【主治】胸中血瘀之胸痹。症见:胸部刺痛,痛有定处,按之痛剧,或自觉胸中烦热,或背热、唇暗,舌质暗或有瘀斑、瘀点,脉弦有力或沉涩。

【方义】方中以丹参为君,活血祛瘀,《本草汇言》谓:"丹参,善治血分,去滞生新。"当归、川芎、红花、桃仁共助君药活血化瘀止痛,用以为臣。方中生山楂活血祛瘀止痛,三七粉活血化瘀定痛,《医学衷中参西录》称三七"善化瘀血""化瘀血而不伤新血,允为理血妙品";赤芍活血散瘀止痛,《滇南本草》云其"行血,破瘀",《本草备要》也称其"能行血中之滞";方中生地黄与当归、川芎、桃仁、红花、赤芍相配,为活血之基础方桃红四物汤,《名医别录》亦言生地黄治"瘀血,留血",《神农本草经》曾谓其"逐血痹",可见生地黄亦具有活血之功,且配当归养阴血,使祛瘀而不伤新血;方中枳壳理气有助于活血,桔梗载药上行,为舟楫之药,使诸药之力直达胸中,牛膝引血下行,共为佐药。甘草调和诸药。全方共奏活血祛瘀,理气止痛之效。

验方 8

【药物组成】栝楼 30 克,薤白 15 克,半夏 15 克,郁金 15 克,川芎 15 克,红花 15 克,桃仁 15 克,甘草 15 克,丹参 25 克。

【功效】理气宽胸,活血止痛。

【主治】气滞血瘀之胸痹。症见:胸中闷痛,胸痛彻背,痛如针刺,甚则不得平卧,舌质暗或有瘀斑、舌苔白腻、脉弦滑有力。

【方义】方中以栝楼为君,理气宽胸,豁痰散结,薤白辛散苦降,温通滑利,善散阴寒之凝滞,行胸阳之壅结,具理气宽胸,通阳散结之功,为治胸痹之要药;丹参活血祛瘀,二者与君药相配,则具理气活血之效,共用以为臣;又以半夏祛痰散结,郁金、川芎、红花、桃仁活血祛瘀止痛,以助薤白、丹参之力,共为佐药;甘草调和药性,用以为使。全方诸药相合,理气有助于活血,活血则有助于行气,使气行血活,共奏理气宽胸、活血止痛之效。

验方 9

【药物组成】栝楼 30 克,薤白 15 克,半夏 15 克,当归 15 克,酒白芍 15 克,炙甘草 15 克,炒酸枣仁 20 克,川芎 10 克。

【功效】理气宽胸,宣痹通阳,养血补心。

【主治】血虚气滞之胸痹。症见:胸中憋闷,胸痛彻背,甚则不得平卧,喘息咳唾,心悸,失眠,眩晕,健忘,面色萎黄,唇爪无华,舌淡,脉沉弦而细。

【方义】本方栝楼薤白半夏汤合四物汤化裁而成。方中栝楼为君,理气宽胸,祛痰散结;薤白温通胸阳,行气散结,用以为臣。半夏为佐,助栝楼、薤白理气宽胸之力;当归入心、肝、脾经,甘温质润,为补血之要药,正如《本草正义》所云:"当归,其味甘而重,故专能补血……血中之圣药也";酒白芍养血柔肝,《滇南本草》谓其"调养心肝脾经血";炒酸枣仁性平,入心肝之经,养血补肝,宁心安神;川芎为血中之气药,既助君药行气,又可使当归、酒白芍补而不滞,与炒酸枣仁相配,酸收辛散并用,相反相成,具有养血调肝之妙,使肝血充足,心得所养,四药相伍,具补肝血、养心血、安心神之功,亦用以为佐。以炙甘草为使,调和诸药。综观全方,诸药相配,共奏理气宽胸、宣痹通阳、养血补心之效。使气机调畅,心血旺盛,则血虚气滞之证得愈。

验方 10

【药物组成】栝楼 30 克,薤白 15 克,枳实 15 克,厚朴 15 克,桂枝 15 克,焦白术 15 克,茯苓 15 克,炙甘草 15 克,人参 10 克。

【功效】益气开郁。

【主治】心脾气虚,胸中气滞之胸痹。症见:胸背引痛,动则痛甚,气逆上冲,胸脘痞闷,呼吸不畅,四肢欠温,倦怠乏力,食少,气短,舌淡、苔白腻,脉沉弦无力。

【方义】本方由枳实薤白桂枝汤合四君子汤而成。方中栝楼为君,理气宽胸;薤白为臣,温阳理气;枳实、厚朴行气散满,降上逆之气;桂枝一助薤白温通胸阳,一以温里而降冲气;方中加人参大补元气,焦白术、茯苓益气健脾,共为方中佐药。炙甘草既助人参补气,又可调和药性,以为佐使。综观全方,枳实薤白桂枝汤理气宽胸,振奋胸阳,而消痰浊;四君子汤健脾益气,使脾胃健运则气血生化有源,中气强健则痰浊不生。全方共奏益气开郁之效,使脾胃得健,气血旺盛,痰浊得消,气机通畅,胸痹得除。

【加减应用】临床运用本法时,应根据气滞与气虚的程度不同,灵活化裁。如以气虚为主,气滞为次,应重用人参,酌加黄芪,并酌减栝楼、薤白、枳实、厚朴之用量。辨明主次,权衡用药,巧妙配伍,方能收效。(范东明,段凤丽,李冀2002年第6期《中医药信息》)

王国三验方1则

验方:补心合剂

【药物组成】黄芪、党参、当归、熟地黄、麦冬、五味子、丹参、龙眼肉、酸枣仁、远志、焦山楂、焦麦芽、焦神曲、龙骨、牡蛎。

【功效】益气养血,气血同调。

【主治】冠心病。

【方义】当归与黄芪配伍即当归补血汤,是补气生血的良方,党参、黄芪是补气良药,当归、熟地黄是补血佳品,气复可以生阴血,血足则气有所依。丹参入血化瘀,党参、麦冬、五味子补气清心敛肺,酸枣仁、远志、龙骨、牡蛎养心安神,焦山楂、焦麦芽、焦神曲消食导滞,使补而不腻。该方气血双补,阴阳同调,服用之后气血充盛,心之阴阳调和,经脉瘀滞自通,胸痹心痛自除。

【加减应用】如痰浊内生窃踞胸中,干扰心阳,则宜加栝楼、薤白、半夏宣痹通阳;若血运失常,心脉瘀阻,则加丹参、鸡血藤、失笑散活血化瘀;若阳虚阴寒内盛,心脉凝涩,则宜加桂枝、附子温通经脉;若因心气不足而脾运不调,心脾两虚,宜加半夏、橘红、茯苓、白术以健脾燥湿;若因心火不能下降,肾水不能上济导致水火不济,心烦失眠则宜加酸枣仁汤安神除烦;若心气不足,肺气不降,则宜加枳壳、橘红以理气降逆;若因心阴损伤,其虚火常与肝肾阴虚所致亢阳合邪形成阴虚火郁,因热致瘀而侵袭心脉者,则宜去党参、黄芪,加女贞子、墨旱莲、枸杞子、玄参以滋养肝肾之阴,降其虚热;若因心气不足、阴血亏虚导致心悸、怔忡者,宜加炙甘草、仙鹤草、女贞子益气养阴;若心、肝、肾三脏俱虚,水液代谢失常,引起一身悉肿、咳喘不

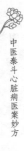

止者,宜加苍术、白术、防己、怀牛膝、女贞子、墨旱莲以建中州,益肝肾,除湿益阴;若肝气不疏,郁久化火为患则宜加栀子降火。(梁凤兰,潘勇,王洪林2007年第2期《世界中医药》)

颜德馨验方1则

验方:衡法三号

【药物组成】党参、丹参、黄芪各15克,葛根、赤芍、川芎各9克,降香3克,山楂、决明子各30克,石菖蒲4.5克,三七粉(吞)、血竭粉(吞)各1.5克。每日1剂,用水煎浓缩成100毫升,每日服2次,每次50毫升。

【功效】益气活血,通络止痛。

【主治】该药针对冠心病心绞痛不同的病理发挥治疗作用,对大多数人疗效肯定;对老年久病,气分已虚,瘀血未化者尤为适宜。

【方义】方中党参、黄芪养心益气;葛根、川芎、丹参、山楂活血通脉;决明子疏通上下气机,以增活血之力。本方攻补兼施,能有效缓解患者胸闷、心绞痛等症状。诸药配合,能补气活血,补血而不留瘀,攻邪而不伤正,标本兼治,从而使心气足,瘀血去,血脉通,疼痛止。(谢科2006年第7期《陕西中医》)

邓铁涛验方1则

验方

【药物组成】法半夏9克,云茯苓12克,橘红4.5克,枳壳4.5克,甘草4.5克,竹茹9克,党参15克,丹参12克。

【功效】益气化瘀。

【主治】冠心病心绞痛。

【方义】方中用党参补气扶正,丹参活血化瘀,温胆汤除痰利气,条达气机。邓老使用该方时,喜用橘红代陈皮以加强开胸之力;轻用竹茹,不在清热,意在除烦宁心,降逆消痞;用枳壳代枳实,意在宽中又防枳实破气伤正。

【加减应用】如气虚明显酌加黄芪、五爪龙或吉林参另炖,或嚼服人参;如心痛明显,可合失笑散或三七末冲服;如脾气虚弱合四君子汤,兼阴虚不足可合生脉散,兼高血压加草决明、珍珠母,兼高脂血症加山楂、何首乌、麦芽。(林晓忠,吴焕林,严夏2003年第8期《中医药学刊》)

心律失常

心脏正常激动起源于窦房结,沿着传导系统下传,在一定时间范围内依次抵达心房和心室,使心脏收缩和舒张。如果窦房结激动异常或激动产生于窦房结以外,激动的传导缓慢、阻滞或经异常通道传导,就会出现心律失常。因此,心律失常是由于心脏活动的起源和(或)传导障碍导致心脏搏动的频率和(或)节律异常。心律失常是心血管疾病中重要的一组疾病。它可单独发病亦可与心血管病伴发。由于其发病可突然发作而致猝死,亦可持续累及心脏而衰竭,故掌握其发生、发展规律及其防治措施实为重要。

心律失常属于中医的心悸、怔忡、胸痹、厥症、心痛、眩晕等范畴。在脉象上表现为结代脉、迟脉、疾脉、数脉等。

本病发生常与体质虚弱、情志刺激、外邪入侵及饮食失节等因素有关。在上述病因的作用下,可影响到脏腑的功能、气血运行,就可出现心律失常,表现为各种临床症状及脉搏的变化。脉象是中医学诊断心律失常的主要依据。结脉为来缓,时而一止,止无定数,即脉速率迟缓,在搏动迟缓中时而有一次歇止,止后又搏动,歇止无一定的规律性。代脉来时见一止,止有定数,良久方来,特点是止有常数,每次歇止的时间较长。促脉来时数,而时一止,止无定数,其表现是速率快,在搏动的过程中有时歇止,但歇止没有一定规律,止后复搏动。数脉在一息的时间内,脉来 5 次以上,应指甚数。迟脉速率迟缓,至数不及一息三至。

常见的异常快速脉象有数脉、疾脉、促脉,可见于窦性心动过速、阵发性室上性心动过速、快速房颤、早搏等。常见的异常慢速脉象有结脉、化脉、迟脉、涩脉等,可见于窦性心动过缓、窦性停搏及各种类型传导阻滞等;此外,复杂的心律失常也可出现虚漏脉、雀啄脉、釜沸脉等脉象。

心律失常可按其发作时心率的快慢分为快速性和缓慢性两大类。

窦性心动过缓医案

郭文勤验案 3 则

验案 1

周某,男,54 岁。2003 年 6 月 29 日初诊。患者阵发性心悸、胸闷、气短 10 年,加重 2 年。查:血压 130/80 毫米汞柱,双肺呼吸音清,心律规整,心音低钝,心率 45 次/分,心脏各瓣膜听诊区未闻及病理性杂音,肝脾未触及,双下肢无浮肿。心电图示窦性心动过缓,偶发房性早搏。症见阵发性心悸、胸闷、气短,伴有头晕,乏力,夜寐欠佳,大便时干。舌质淡、苔白厚微腻,脉弦滑而迟。诊断:心悸。证属痰湿阻络。治宜豁痰化湿。

处方:茯苓 20 克,枳实 15 克,竹茹 25 克,陈皮 25 克,麻黄 10 克,附子 10 克,干姜 10 克,川花椒 15 克,青礞石 30 克,薏苡仁 20 克,川羌活 20 克,麦冬 20 克,甘草 10 克,生姜 15 克,大枣 5 枚。每日 1 剂,水煎服,早晚各 1 次。

服 7 剂后诸证明显减轻,心率增快,心率 50～53 次/分。效不更方,上方增损治疗 3 周,心率维持在 60 次/分左右。

验案 2

赵某,女,55 岁。2003 年 12 月 30 日初诊。患者头晕阵作 6 年,加重 1 个月。查:血压 120/80 毫米汞柱,双肺呼吸音清,心律不整,心音低钝,心率 49 次/分,心脏各瓣膜听诊区未闻及病理性杂音,肝脾未触及,双下肢无浮肿。心电图示窦性心动过缓伴不齐,ST 段下移。症见头晕阵作,心悸,汗出,晕厥时作,时有心前区疼痛,向后背放散,少寐多梦,二便和。舌质紫暗、苔薄白,脉沉迟无力。诊断:眩晕。证属气虚血瘀。治宜益气温阳,化瘀通络。

处方:麻黄 10 克,细辛 5 克,附子 10 克,红参 15 克,白芍 25 克,麦冬 25 克,五味子 15 克,川芎 25 克,黄芪 50 克,当归 25 克,锁阳 25 克,淫羊藿 30 克,牡丹皮 35 克,川羌活 20 克,升麻 25 克。每日 1 剂,水煎服,早晚各 1 次。

服 7 剂后诸证明显减轻,心率增快,心率 59 次/分。效不更方,上方增损治疗 2 周,心率维持在 65 次/分左右,未出现晕厥。

验案 3

王某,男,40 岁。2003 年 3 月 6 日初诊。患者阵发性心悸、胸闷、气短 1 年,心率 47 次/分左右。查:血压 130/80 毫米汞柱,双肺呼吸音清,心律规整,心音纯正,心率 47 次/分,心脏各瓣膜听诊区未闻及病理性杂音,肝脾未触及,双下肢无浮肿。心电图示窦性心动过缓,Ⅰ度房室传导阻滞,ST－T 改变。症见阵发性心悸、胸闷、气短,时有心前区疼痛,伴有乏力,腰酸怕冷,食纳可,夜寐佳,二便和。舌质紫、苔白微厚,脉沉弦滑而迟。诊断:胸痹。证属心肾阳虚,痰瘀交阻。治宜温补心肾,豁痰化瘀。

处方:麻黄 10 克,附子 10 克,细辛 5 克,炮姜 15 克,川乌 5 克,草乌 5 克,仙茅 25 克,锁阳 25 克,川芎 25 克,丹参 25 克,土鳖虫 10 克,茯苓 25 克,天南星 20 克,薏苡仁 25 克,麦冬 20 克。每日 1 剂,水煎服,早晚各 1 次。

服 7 剂后,诸证明显减轻,心率增快,心率 52～57 次/分。效不更方,上方增损治疗 2 周,心率增至 66 次/分左右,为巩固疗效又服 10 剂收功。

【诊疗心法要点】根据缓慢性心律失常患者脉象多以迟脉或损脉为主,并兼见结脉、代脉、迟数交替脉等,及临床有心悸、胸闷、气短,伴有面色苍白,手足厥冷,腰膝酸软等心肾阳虚证候的特点。且据"迟而无力定虚寒""结脉皆因气血凝""代脉皆因元气衰"及林氏《类证治裁》"心本于肾,上不安者由于下,心气虚者由于精",而肾为藏精之所,张景岳亦云:"脉来迟缓总因元气不足。"等有关论述,可见缓慢性心律失常的病机是以虚为本，心肾阳虚为主。郭老认为缓慢性心律失常虽病位在心，但病本应在肾。肾为阴阳之根，为先天之本，肾阳对人体各组织器官起推动和温煦作用，而心首当其冲，只有肾精充盈，阴平阳秘，心得肾阳温煦、激发、推动，才能心气充沛，血脉鼓动有力，即心脉的正常运行也"资始于肾"。心阳根于肾阳，肾阳不足则心阳式微，不能温运血脉，则脉象迟缓。心、肾阳虚又可导致脾阳不足，脾虚失运，进而痰湿内生；心阳不振，血行无力，久而形成瘀血。痰瘀交阻更进一步阻碍血脉运行。因此，心肾阳虚为缓慢性心律失常的主要病机所在，或兼见痰湿阻络、瘀血阻滞、痰瘀交阻等证。这同时也符合郭文勤教授提出的"心病表现于心，根源于肾"的理论。缓慢性心律失常的中医治疗，大多根据中医传统方法，本着辨证求因，审因论治的精神，临床上对本病症的中医辨证以心肾阳虚、痰湿阻络、瘀血阻滞、痰瘀交阻等证型最为常见。因而，我们在临床治疗上只要抓住"心肾阳虚"这一发病本质，以"温补心肾"治之，佐以豁痰化湿或化瘀通络或豁痰化瘀之品，必使得心气充足，肾阳得盛，心功能改善，心率加快，心排血量增加，脏器供血充足，诸证消失。

验案 3 中附子为辛热之品，能温通心阳、温运脾阳、温补肾阳，为温阳之要药。麻黄、炮姜、川乌、草乌性温辛散，温经散寒、宣通气血；附子敷布阳气，逐散里寒；仙茅、锁阳性味辛温，具有温补肾阳之功，能振奋心阳复脉；丹参、川芎、土鳖虫化瘀通络；茯苓、薏苡仁豁痰化湿；麦冬既养心阴，以取"阴中求阳"之意，又制麻黄、附子等温阳药之升散燥烈。诸药合用，温而不燥、补而不腻，共奏温补心肾、豁痰化瘀之效。（任建丽 2004 年第 10 期《中医药学刊》）

李文瑞验案 2 则

验案 1

　　李某，女，18 岁。心率 40～45 次/分已年余。患者无明显不适症状,但运动时觉胸闷短气。平素形寒恶冷,手足不温,舌质淡、苔薄白,脉细缓。中医辨证为心阳不足,寒凝气滞,致使血涩而脉缓。治以温通心阳为法。方拟麻黄附子细辛汤。

处方:麻黄5克,制附子10克(先煎),细辛3克。3剂,水煎服。

药尽再诊,手足渐温,心率55~60次/分。上方制附子改用15克,继服7剂。药后无明显不适,且脉症略有好转。因服汤剂不便,以上方10倍量共研细末,炼蜜为丸,每丸重9克。每服1丸,每日2~3次。服40日后,述运动时无胸闷感,四末温如常人,心率65~70次/分。嘱服丸剂。随访2年,身体健康。

验案2

张某,女,53岁。患者停经5年余,更年期综合征已渐息,尚有心烦、气急、易怒,均可控。5年前出现胸闷胸痛、心悸气短、善太息等。心电图示:ST段下移等,诊为冠心病。憋闷、胸痛重时,急服硝酸甘油可缓解。两年前发现心动过缓,心率55~60次/分。心电图示:窦性心动过缓;24小时动态心电图:窦性心动过缓,且有Ⅱ度房室传导阻滞。诊见面色不华,形寒肢冷,神情紧张,心慌不安,胸闷短气时发,偶伴有疼痛,每日15时后心慌气短,神疲乏力,四肢软弱无力,下班回家后,需休息30分钟方能操持家务。夜寐时不宁,纳欠馨,量亦不多,大便时不实。素日易外感,1~2个月必发感冒,感冒时不发高热,调服板蓝根冲剂之类,四五日后可渐复。舌质淡、苔白不厚,脉沉细而缓,心率55~58次/分。辨证属心阳气虚,阴寒内盛。治宜温阳散寒,益气通脉。方拟麻黄附子细辛汤加味。

处方:制附子15克(先煎),炙麻黄8克,细辛5克,生晒参15克(单煎兑服),生黄芪15克。3剂,水煎服。

药后无明显变化,又服3剂后,自觉身冷有所缓解,神情渐振。上方制附子改用20克,先煎30分钟后再下余药,5剂。药后,患者心率提高到65次/分。上方再服10余剂后,病情稳定,无明显不适。为服药方便,改为蜜丸以巩固疗效。

处方:制附子30克,炙麻黄10克,细辛6克,人参25克,生黄芪25克。共为细末,炼蜜为丸,每丸重9克。每服1丸,每日3次。

1个月后,病情平稳,心闷短气已减,心率保持在60~65次/分。上方适当减量。

处方:制附子15克,炙麻黄8克,细辛5克,生晒参15克,生黄芪15克。共为细末,炼蜜为丸,每丸重9克。每服1丸,每日3次。

20日后,病情进一步好转,每日坚持半体力半脑力工作,神疲已不显,纳馨,体重略增,形寒已除,心率维持在60~62次/分。坚持服用上述丸药2年,病情稳定。

【诊疗心法要点】心动过缓以心肾阳虚为本,阴寒内盛为标。标本之间互为因果,阳虚生寒,寒盛伤阳。治宜温阳益气治其本,散寒行血治其标,标本同治,以达回阳祛寒复脉之功效。李文瑞老师临证擅于应用麻黄附子细辛汤、四逆加人参汤治疗心动过缓。

验案1:此例患者正气虽虚而不甚,无明显自觉症状,只在运动时有胸闷短气感。病因为素体阳虚,曾感受风寒,治之不彻底,而遗阳虚寒化,阴盛久滞于内,致使脉凝滞不畅,出现心动过缓。辨证为心阳不足,寒凝气滞,用麻黄附子细辛汤三味原方,且用量不大,方中制附子扶阳以温心肾之遗寒;细辛散阴寒之邪;麻黄发表散寒,开泄皮毛,散邪于表;麻黄与细辛相伍,兼治表里之寒邪,以驱散久留之寒气。此患用麻黄、制附子、细辛相配,于扶阳之中促进解表邪,于解表邪之中不伤阳气,可谓相得益彰。

验案2:此例患者冠心病病史已5年余,虽经治疗,病情时有反复。李老师辨证为阳气虚衰,寒邪久滞,故而出现阳气虚衰,鼓动无力,血行不畅,心血瘀阻,则见短气胸闷,甚则时发胸闷憋气,肢软乏力,四末不温,脉来缓慢,且易感冒风寒之邪。麻黄附子细辛汤温肾阳通心脉,再加人参、生黄芪,益气养心,振奋心阳,加速脉率。方中重用制附子且久煎,毒减功足,取其温通十二经脉,以贯通心脉,鼓动心率;细辛宣通散寒;炙麻黄辛温,驱散久留之寒邪,温血通脉,三味相协,寒则温之,虚则补之,从而取得疗效。(赵展荣,黄飞,李秋贵,等2009年第7期《中医杂志》)

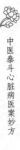
裴正学验案 2 则

验案 1

某男,59 岁。2009 年 10 月 7 日初诊。主诉:头晕胸痛 1 个月,伴胸闷,气短,乏力。患者 1 个月前感头晕胸痛,气短,乏力,纳差,心悸,夜寐欠佳易惊醒,舌淡、苔薄白,脉弦缓。查体:脉搏 46 次/分,血压 90/60 毫米汞柱。心脏听诊:心音清晰,心率 46 次/分,律齐,心前区各瓣膜未闻及病理性杂音。胸部正位片及超声心动图检查:心脏外形及心内结构均无异常。心电图示:心肌供血不足;窦性心动过缓。裴老师辨证属心阳亏虚,瘀血内阻。治宜温通心阳、活血化瘀,方用麻黄附子细辛汤合冠心Ⅱ号。

处方:麻黄、附子、川芎、红花、水蛭(分冲)、檀香、砂仁各 6 克,细辛、五味子、三七(分冲)各 3 克,赤芍、降香、丹参、党参、麦冬各 10 克,苦参 15 克,茶树根 30 克。水煎分服,每日 1 剂。

二诊:服上药 25 剂后,胸前区疼痛消失,胸闷、气短较前明显减轻。复查心率 60 次/分,血压 98/60 毫米汞柱。遂于上方去水蛭、三七,加黄芪 30 克、桂枝 10 克、白术 12 克、茯苓 15 克。继服 30 剂后,诸证消失。2 个月后心电图已恢复正常。

验案 2

某女,42 岁。因气短伴头晕、胸闷、咽痛 5 年,于 2008 年 12 月 4 日初诊。症见患者头晕、胸痛、气短、乏力、纳差、舌淡苔薄白,脉滑缓。查体:脉搏 54 次/分,血压 105/60 毫米汞柱。心脏听诊:心音清晰,心率 56 次/分,律齐,心前区舒张期 2 级隆隆样杂音。胸部正位片及超声心动图检查:心脏外形及心内结构均无异常。心电图示:窦性心动过缓。裴老师辨证属心气亏虚,瘀血内阻。治宜益气温阳,活血化瘀。方用麻黄附子细辛汤合苓桂术甘汤为治。

处方:麻黄 6 克,附子 6 克,细辛 3 克,茯苓 15 克,桂枝 10 克,半夏6克,金银花15克,连翘15克,蒲公英15克,败酱草15克,白术12克。水煎分服,每日1剂。

二诊:服上药20剂后,咽痛消失,胸闷、气短较前明显减轻。上方去金银花、连翘、蒲公英、败酱草,加栝楼、薤白各10克。继服30剂后,诸证消失。2个月后心电图已恢复正常。

【诊疗心法要点】缓慢性心律失常裴老师认为中医辨证多为阳气亏虚、痰饮内阻所致。治以温阳益气化痰为主,方用麻黄附子细辛汤。加减:兼见胸痛,舌紫暗有瘀点,麻黄附子细辛汤与冠心Ⅱ号合用;兼见失眠多梦,少气懒言,脉沉细无力,上方与归脾汤合用;兼见胸脘痞满、舌苔白厚,上方与苓桂术甘汤合用;兼见畏寒肢冷,胸腹胀满,浮肿少尿者,上方与真武汤合用;兼见气短、多汗、口干者,上方与生脉散合用。裴老师还擅用陇南茶树之根茎(又名茶树根)。茶树根药源广泛,价格便宜,对各种类型的缓慢性心律失常,均有良好疗效。麻黄附子细辛汤原为《伤寒论》治疗"发热恶寒、头痛、脉沉细",即所谓阳虚表寒证之代表方。裴老师则取其振奋心阳之功,用来治疗缓慢性心律失常。在振奋心阳的同时,裴老师选用大量活血化瘀药物如三七、水蛭及冠心Ⅱ号,并在辨证的基础上,加用较大剂量的苦参(酌情用至30~60克),可收到比较满意的疗效。此外,裴老师自拟转律汤:大枣4枚,炒酸枣仁15克,丹参20克,北沙参20克,党参10克,琥珀末(分冲)3克,车前子(包)10克。临床亦较多用之,该方益气宁神,镇心安神,与前述诸方相配合对缓慢性心律失常之治疗相得益彰。(杨涛2011年第25期《中国社区医生》)

王国三验案1则

验案

高某,男,72岁。1989年4月9日因胸闷、心前区疼痛,甚则晕厥,伴头晕反复发作1年余而就诊。患者于1988年3月18日突发胸闷,心前区疼痛连及后背,急赴当地某医院就诊。心电图示:心率

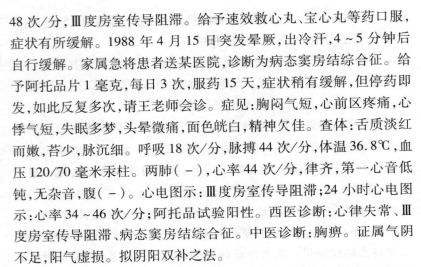

48 次/分,Ⅲ度房室传导阻滞。给予速效救心丸、宝心丸等药口服,症状有所缓解。1988 年 4 月 15 日突发晕厥,出冷汗,4～5 分钟后自行缓解。家属急将患者送某医院,诊断为病态窦房结综合征。给予阿托品片 1 毫克,每日 3 次,服药 15 天,症状稍有缓解,但停药即发,如此反复多次,请王老师会诊。症见:胸闷气短,心前区疼痛,心悸气短,失眠多梦,头晕微痛,面色㿠白,精神欠佳。查体:舌质淡红而嫩,苔少,脉沉细。呼吸 18 次/分,脉搏 44 次/分,体温 36.8℃,血压 120/70 毫米汞柱。两肺(−),心率 44 次/分,律齐,第一心音低钝,无杂音,腹(−)。心电图示:Ⅲ度房室传导阻滞;24 小时心电图示:心率 34～46 次/分;阿托品试验阳性。西医诊断:心律失常、Ⅲ度房室传导阻滞、病态窦房结综合征。中医诊断:胸痹。证属气阴不足,阳气虚损。拟阴阳双补之法。

处方:红参 10 克,麦冬 10 克,五味子 6 克,桂枝 8 克,炙甘草 15 克,熟地黄 10 克,砂仁 6 克,当归 10 克,丹参 18 克,肉苁蓉 15 克,枳壳 6 克,鸡血藤 30 克。每日 1 剂,水煎服。

上方连服 15 剂后,胸闷气短、心前区疼痛明显减轻,唯劳累后感心悸气短,失眠多梦仍作,头晕微痛已除,精神转佳。舌质淡红而嫩、苔少,脉沉细。呼吸 20 次/分,脉搏 52 次/分,体温 36.8℃,血压 120/70 毫米汞柱。上方加龙眼肉 10 克、柏子仁 10 克,以增养心安神之功。连服 30 余剂,患者精神转佳,面色红润,已无明显胸闷气短、心前区疼痛未作,舌质淡红、苔薄白,脉沉缓。呼吸 20 次/分,脉搏 60 次/分,体温 36.8℃,血压 120/70 毫米汞柱,24 小时心电图:心率 54～68 次/分。随访至今,病情稳定。

【诊疗心法要点】王老师对窦性心动过缓的治疗有其独特的见解,临证之时,不仅从心论治,还注重肾、脾、肝三脏,以滋阴、补肾、健脾、调肝以助阳四方面入手。本案患者病情复杂,但王老师抓住病机,以阴阳双补治法获良效。(张军,刘玉洁,王洪林 2007 年第 6 期《上海中医药杂志》)

裘沛然验案1则

验案

肖某,女,46岁。1990年11月10日初诊。心悸心慌,胸闷头晕,右上腹胀痛已有6年余,血压常维持在90/55毫米汞柱,心率45次/分左右,西医诊为心动过缓、低血压、慢性胆囊炎。近来发病呈加重趋势,心悸不宁,头晕气短,右胁胀痛不适,易烦,纳差脘闷,苔根腻,脉细迟。证属气阳不振,气机不和,治当补益心气,振通心阳,疏肝理气和中。

处方:高良姜12克,制香附12克,潞党参30克,生甘草24克,川黄连10克,柴胡15克,牡蛎30克,川桂枝20克,海螵蛸15克,延胡索20克,丹参24克,青皮10克,陈皮10克。

二诊:14剂后右上腹胀痛大见好转,心悸、头晕、气短也见减轻,遂以原方再服20剂。

三诊:心率57次/分,血压100/60毫米汞柱,头晕、心悸、心慌气短等证已除,右上腹胀痛也消失,纳增脘舒,精神明显好转。半年后,随访症情基本稳定,一般情况良好,偶有不适,自服前方数剂即安。

【诊疗心法要点】本案心悸兼有胁痛。临床上中老年数病兼之者时而有之,裘老师宗"异病同治"之旨,认为发病关键在气虚,是以气虚导致阳衰,心阳不振,又因气虚造成气滞,脘胁闷胀疼痛。遂急投大剂量生甘草、潞党参,以补心脾之气,既益气振阳,又塞因塞用;配川桂枝、丹参,通心阳,养心血;牡蛎,安神宁心;高良姜,温中助运;延胡索、制香附、柴胡、青皮、陈皮、海螵蛸,疏肝理气,导滞和中;川黄连,既可制川桂枝、高良姜之热,又有清心理中之妙,寒温并用,疗效显著。(裘端常2001年第3期《辽宁中医杂志》)

☙窦性心动过缓妙方

郭文勤验方 1 则

验方

【方药组成】麻黄、附子、川花椒、炮姜、川乌、草乌、淫羊藿、仙茅、锁阳、麦冬。

【功效】温补心肾。

【主治】缓慢性心律失常。

【加减应用】心前区疼痛可加丹参、川芎、土鳖虫、水蛭;气虚者可加黄芪、红参;痰浊阻滞者可加茯苓、薏苡仁、天南星;血压高伴头晕可加天麻、钩藤;双下肢浮肿、尿少加车前子、猪苓、茯苓;失眠加夜交藤、炒酸枣仁、远志;食纳不佳加砂仁、焦山楂、焦麦芽、焦神曲;胃脘不适可加砂仁、紫菀;心律不齐加苦参、青礞石等。(任建丽 2004 年第 10 期《中医药学刊》)

☙房室传导阻滞医案

郭文勤验案 1 则

验案

钟某,男,59 岁。2009 年 3 月 5 日初诊。主诉:胸闷乏力 1 月余,加重 20 余天。患者 1 个月前酒后出现胸闷气短,遂予医院就诊。诊断为心律失常(Ⅲ度房室传导阻滞)。经用阿托品、肾上腺素、参附注射液疗效不显,遂于我院就诊。现症见:胸闷气短,时心慌,全身乏力,腰膝酸软,畏寒肢冷,舌苔薄白、舌质淡,脉损。查心电图示:Ⅲ度房室传导阻滞,心率38次/分。中医诊断:心悸,证属心肾阳虚,心气不足。治当温补心肾,益精填髓,方用右归丸合麻黄附子细辛汤加减。

处方:麻黄、附子各10克,熟地黄、山药、当归、山茱萸、枸杞子、菟丝子、鹿角胶、杜仲各20克,肉桂、细辛各5克,红参15克,黄芪75克,桂枝40克。5剂,水煎服。每日1剂,早晚分服。

二诊(3月10日):服药后全身乏力感减轻,时有心慌胸闷气短。心电图示:Ⅲ度房室传导阻滞。心率41次/分。上方改麻黄、附子各15克,细辛7.5克,红参20克。7剂,水煎服。每日1剂,早晚分服。

三诊(3月17日):服药后诸证可,心慌胸闷气短较前减轻。心电图示:Ⅱ度房室传导阻滞,心率69次/分。上方改麻黄、附子各17.5克,细辛10克。7剂,水煎服,每日1剂,早晚分服。继以上方随证略作加减,共服2月余,心率维持在60~70次/分左右,无明显不适症状。

【诊疗心法要点】郭老师从事临床工作50余年,提出"心病表现于心,根源于肾"。根据这一理论。在临床治疗中,时时不忘顾护其肾,尤其是对缓慢形心律失常在治疗后一阶段必须以补肾气为主,方能巩固其疗效。郭老师基于缓慢形心律失常的病机是肾虚,郭老师分别采用补肾阳及补肾阴两法来治疗心动过缓,故补肾法是治疗缓慢形心律失常的基本法则。郭老师创造性地提出心病"表现于心,根源于肾"的理论。根据《黄帝内经》"治病必求于本"的思想,心动过缓在症状上可表现为心悸、胸闷气短、迟脉等,究其根源则是肾之气血阴阳亏虚,故在治疗心病的时候,当以补肾为主,兼以温阳、活血祛瘀,健脾化痰等治法。郭老师反对一味强调补心,因虽能取一时之效,但停药后症状容易反复,故提倡治疗缓慢形心律失常以补肾为主,兼用他法,这样疗效才能持久。以肾阳虚为主者用

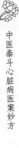

麻黄附子细辛汤加右归丸(如本案);以肾阴虚为主者,用麻黄附子细辛汤加左归丸。(寇玮蔚,张明飞,郭茂松,等2010年第1期《内蒙古中医药》)

路志正验案1则

验案

李某,男,17岁,汉族,未婚,河北廊坊大厂县人。2007年4月14日初诊。主诉:阵发性心悸3年,加重2年。3年前无明显诱因出现阵发性心悸,左胸前疼痛,发作约几分钟,自行缓解,发作无规律,有时1天数次,有时数月1次。2年前因感冒后症状加重,阵发性心悸伴胸前区疼痛,2~3天发作1次,寐安,二便正常,多食后腹胀不舒。24小时心电图示:Ⅱ度Ⅱ型房室传导阻滞。既往有胃下垂病史5年,舌淡红、边有齿痕、苔薄白,脉结涩。治宜益气养血,理气和胃,养心安神。

处方:太子参12克,西洋参10克(先煎),小麦30克,炒柏子仁15克,素馨花12克,当归12克,川芎10克,炒白芍12克,茯苓30克,半夏12克,厚朴花12克,炒枳实15克,甘草8克,八月札12克。

药后2周心悸发作1次,持续约5分钟,胸前区疼痛未作,药后偶有恶心,二便正常,舌质红、苔薄白,脉细弦。动态心电图示:偶发室性早搏。既见效机,以前方出入:上方去小麦、八月札,加藿香梗、紫苏梗各10克(后下),郁金10克。另予丹七片,每日3次,每次3片。药后未出现恶心,偶发1次心悸。上方续进,少为变更,用药月余,心悸消失。

【诊疗心法要点】路老师认为,心悸之症,病因虽多,病机各异,但总与中焦脾胃功能失调有关。脾胃病变或脾胃虚弱,气血不足;或中焦失运,蕴湿成痰;或郁怒伤肝,肝气犯脾,气机逆乱;或阳明郁热内扰;或痰火扰心,均可导致心悸不宁。临证路老师常以健脾益气养心法,和胃温胆宁心法,化痰降浊清心法,疏肝化瘀通心法,清泻阳明安心法,调理中州,畅达气机以养心、宁心、清心、通心、安心,达到消除心悸的目的。

本案患者素有胃下垂病史,胃失和降,影响于心而发心悸,故治疗重点在于调理脾胃升降。盖脾胃升降与肝之疏泄密切相关,路老师主张调升降必调肝,故方取太子参、西洋参、茯苓健脾益气升清;半夏、厚朴花、炒枳实和胃降逆;素馨花、八月札疏肝理气以助升降之力;当归、川芎、炒白芍养血活血柔肝;小麦、炒柏子仁、甘草养心安神。诸药疏肝调脾胃升降以宁心,切中病机,故取得桴鼓之效。(卢世秀,苏凤哲2009年第12期《世界中西医结合杂志》)

病态窦房结综合征医案

陈可冀验案1则

验案

樊某,女,46岁。因阵作心悸胸闷10年,加重伴晕厥1次于2002年10月8日来诊。检查超声心动图示正常。24小时动态心电图示:窦性停搏,ST-T改变,24小时窦性心律最快89次/分,最慢37次/分,平均心率60次/分。其最慢心率日间、夜晚均可见到,并伴Ⅰ度房室传导阻滞。阿托品试验阴性。目前患者面色苍白,乏力,食纳二便尚可。查体:血压150/90毫米汞柱,心率50次/分。经期不规则,舌暗、舌尖可见瘀斑瘀点、苔白,脉沉细缓。西医诊断:病毒性心肌炎,心律失常,病态窦房结综合征;高血压2级。中医诊断:心悸,阳虚血瘀型。治疗原则:温阳活血。方拟麻黄附子细辛汤与二仙汤加减并加活血化瘀之品。

处方:淫羊藿20克,仙茅10克,麻黄6克,制附子10克,细辛6克,丹参12克,赤芍10克,白芍10克,知母10克,当归12克,桑椹子 15 克。

服用 14 剂后复诊,自觉心悸胸闷痛明显好转,乏力症状已有减轻,自觉口干。查其舌暗及舌尖可见瘀斑瘀点同前,脉沉细,血压 150/90 毫米汞柱,心率 60 次/分。为防辛温太过,加用养阴之品女贞子 10 克、墨旱莲 10 克。

三诊:已无乏力口干发作,但手抖,血压 150/90 毫米汞柱,查其舌暗红,脉沉细,上方去仙茅,加桑叶 10 克。

四诊(2002 年 11 月 12 日):症状更加稳定,24 小时动态心电图示:窦性停搏消失,ST－T 改变,24 小时最快心率 112 次/分,最慢心率 39 次/分,平均心率 70 次/分。未见房室传导阻滞。以后每 2~3 周复查 1 次,坚持服上方并加用肉桂粉 1.5 克分冲,并制成丸药服用。

2003 年 1 月 17 日来诊,自诉上月症状曾加剧,自行抄最近一次汤药方服用,3 天后症状消失,现仍服用丸药,症状稳定,已可行走 3 千米,查舌暗减轻、舌苔薄白,少量瘀点,脉沉滑,嘱其可继用丸药,若无不适主诉可停用。

【诊疗心法要点】病态窦房结综合征因其表现不同可归属于中医学之为"迟脉""结代脉""胸痹""晕厥"等证,主要以脉来较缓,一息三至或不足三至之"迟脉"(通常＜50~60 次/分)为特征。

麻黄附子细辛汤为《伤寒论》方,为兼顾少阴经与脏,用以温补心肾之阳之良方。陈老师在临床上以本方加减用于治疗病态窦房结综合征和缓慢性心律失常具有明显效果。应用温补方药治疗病态窦房结综合征,不论在提高心率、减少快速型室上性心律失常发作和改善症状等方面都有一定的作用。这主要是由于病态窦房结综合征虚寒征象比较典型,用温补方药,治疗阳气不足取得疗效。但在应用温补方药时,为了减少伤阴助火的副作用,需注意:①温而勿燥。对重症虚寒患者,应用大辛大热药时最好配合使用一些佐药,以制其燥。如以地黄或甘草配附子、乌头,以知母、黄柏配仙茅、肉桂等,达到温阳不助火的作用。②尽量少用苦寒药,配合应用活血药。在应用温补药过程中患者有时发生牙痛,加用苦寒清热药后则病情反复,心率原已提高又复下降。因此除必要使用外,一般尽量不用或少用。由于迟脉及结代脉亦主血瘀,适当配合当归、鸡血藤、川芎等活血通瘀药,对提高疗效可能有助。(张京春 2006 年第3 期《中医杂志》)

郭子光验案 3 则

验案 1

邹某,女,55 岁。2000 年 6 月 13 日初诊。主诉:心悸、气短、头晕 1 月余,伴晕仆。病史:1 个月前,因心悸、气短、时时头晕并晕倒 1 次而在某医院做心电图、超声心动图等检查,诊断为病态窦房结综合征,室性早搏,给予阿托品等提高心率,并一再嘱其准备安装人工起搏器。患者因不愿安装而来求治。现症:头晕,畏寒,气短,心悸,胸中闷塞,说话多则有短气不续之感,心率 40～50 次/分,血压 90/60 毫米汞柱。察其体质瘦弱,面色萎黄少华,精神欠佳,说话语言断续而清晰,四肢欠温,舌质淡嫩苔白润,诊其脉迟缓而结代频繁。辨治:患者具有明显的脉迟结代以及气短、晕眩诸证,当属少阴病范围,乃心阳不振,肾阳不足,气弱血寒,致使气血不相接续而引起。治疗上首先温通心肾,益气活血,使阳气通达而提高心率以治标;待证情稳定,再大力补肾阳以图治本,巩固疗效。方拟麻附细辛汤加味。

处方:麻黄 12 克,制附片 20 克(先煎 1 小时),细辛 8 克,当归 15 克,黄芪 40 克,红参 15 克,五味子 12 克,麦冬 20 克,桂枝 15 克,羌活 15 克,丹参 20 克。浓煎,1 日 1 剂,停服一切西药。

二诊(7 月 27 日):此前每周诊治 1 次,均以上方为基本方,症状很快改善,心率迅速提高,其间因早搏频繁,加入苦参 30 克后很快被控制,心率一直保持在 60～70 次/分,自觉一切良好。治疗期间还随身携药上青城山游览,一日上下山步行 4～5 千米,未发生任何不良感觉。察其精神佳,舌质红苔薄白润,脉息调匀,表明其阳气通达,寒气已去,气血和畅,似平人也。毕竟是患者未曾停药的表现,若骤然停药或更方,其病当反复。当转入益气养血活血稳搏为主的第二步治疗。仍以上方去麻黄、羌活,减制附片、细辛量,加玉竹15克防其辛温燥热伤津,加淫羊藿20克、菟丝子15克以温补肾阳。

处方:红参15克,五味子12克,麦冬20克,黄芪40克,丹参20克,当归15克,桂枝15克,制附片15克(先煎),细辛6克,淫羊藿20克,菟丝子15克,玉竹15克。浓煎,1日1剂。

至9月29日诊,心率一直维持在62~78次/分,治疗再以前方去制附片,加入巴戟天20克,又服10余剂后减细辛为5克,病情仍稳定。其间发生早搏1次,加苦参30克则被控制。乃以右归丸用巴戟天易制附片,加细辛5克通阳气。此为体现益气复脉、培元固本第三步治疗。嘱其逐步由3日2剂,减至2日1剂、3日1剂。未更方观察至半年后,病情仍稳定,嘱其逐步撤药。至今,患者情况一切良好。

【诊疗心法要点】郭老师临证50余年,擅治心脑血管病变,在辨治窦性心动过缓中,形成了独到的三步程序的治疗经验,临床疗效显著,如本案。郭老师认定其病基本病机为少阴心肾阳气虚甚,阴寒凝结。本病治疗始终要以益气温通为基础,但临床又要根据病变之标本缓急,在益气温通的基础上可分作三步治疗程序,循序渐进,方能收到更为满意之疗效。第一步——益气温通提速法,本法常用于治疗的第一阶段,本阶段以患者的心率在50次/分以下为标志;第二步——益气养血稳率法,本法常用于治疗的第二阶段,本阶段以患者的心率在55~70次/分或以上为标志;第三步——益气培元固本法,本法常用于治疗的第三阶段,本阶段以患者的心率已提升稳定在65~70次/分或以上为标志。郭老师的三步治疗程序,针对本证形成病机和表现,治疗遵从标本缓急、进退有序,反映出的是中医对本病辨治的一个整体规律,能充分发挥中医辨治本病的优势。当然,三步治疗程序并非一成不变,郭老师常随病机及其演变所表现出的侧重不同,在具体方药上灵动多变。事实说明,灵活地运用这种程序性的辨证治疗规律,既能迅速地提升心率,又可收到较为稳定的远期效果,对本病临床治疗无疑具有重要的现实意义。(刘杨 2005 年第 9 期《四川中医》)

验案 2

李某,女,57 岁,干部。1993 年 3 月 10 日初诊。病史:曾为运动员,一直心动缓慢,不任训练而改行。1987 年 7 月,因头晕、心慌等不适,经本市某医院心电图、超声心动图等检查,诊断为病态窦房结综合征,患者拒绝安置人工心脏起搏器,心率 45 次/分左右,常服阿托品制剂等维持。现症:心率 45~50 次/分,心悸、心慌、心前区闪电式刺痛,有濒死感,头晕,眼花,耳鸣,畏寒冷,乏力,二便如常。察其形体瘦长,精神欠佳,面色苍暗少华,少气懒言,舌质淡苔白润,脉迟沉细涩而弱。辨证:阳虚气弱,兼寒凝血瘀。以温阳益气,活血散寒治之。方用麻黄附子细辛汤、桂枝甘草汤、生脉散合方加味。

处方:麻黄 6 克,制附片 20 克(先煎 30 分钟),细辛 5 克,桂枝 15 克(后下),炙甘草 5 克,红参 15 克,五味子 12 克,麦冬 20 克,黄芪 40 克,丹参 20 克,当归 15 克。

二诊(3 月 18 日):上方服 4 剂后,患者自觉症状显著减轻,又自动多配 2 剂服用。目前心率增至 60~65 次/分,自谓如常人,诊其脉率正常,脉势已无涩弱之象,是阳气渐复,寒摄已去,乃用右归丸大补肾中元阳,以图巩固疗效。

处方:熟地黄 20 克,山药 20 克,山茱萸 15 克,枸杞子 15 克,菟丝子 15 克,鹿角胶 20 克(烊化),杜仲 15 克,肉桂 15 克,当归 15 克,制附片 20 克(先煎 30 分钟)。浓煎,初 1 日 1 剂,渐 2 日 1 剂,3 日 1 剂,后间断与服,并嘱坚持适当活动。

随访至 1994 年 6 月,病情稳定,后随其子移居北方。

验案 3

胡某,男,30 岁,工人。1994 年 4 月 7 日初诊。病史:1 年前因乏力、头晕、眼花、心前区隐痛住院,经心电图、超声心动图、阿托品试验,以及其他有关检查,诊断为病态窦房结综合征,原因未查明。常服用阿托品、舒喘宁等以缓解症状。近月来病情加重,有时心率35~40次/分,医院拟安置人工心脏起搏器治疗,患者因经济不便而来求治。现症:头晕眼花,疲乏无力(曾昏倒1次),心悸动,心前区隐痛,不能坚持工作,察其形体尚壮实,面色苍暗,神差懒言,四肢欠温,舌质淡苔白润,脉迟涩结代尚有力,脉率45次/分。辨治:脉迟结代尚有力,表明其寒凝血瘀是主要的,阳虚气弱在其次。治以祛寒活血,辅以益气之法。方用麻黄附子细辛汤加味。

处方:麻黄10克,制附片25克,细辛5克,当归20克,丹参20克,黄芪40克。

上方服5剂,脉率提升到50~55次/分,头晕、心悸、乏力和心前区隐痛消失,但出现口咽干燥,口苦,舌苔白少津等症状,是方中麻黄、细辛、制附片等辛燥伤阴之象,乃加麦冬、玉竹,又服15剂,脉率达到60次/分左右,脉象缓而有力,偶有结代,诸证缓解,参加半日轻工作。从4月29日起,改用右归丸加黄芪、丹参,温补心肾之阳气以治本,2个月后恢复全日轻工作,随访半年余,间断服用右归丸,病情稳定。

【诊疗心法要点】郭老师认为各种心律失常均有寒热虚实的不同属性。从脉象辨别,大体慢率型以气阳虚夹瘀滞为基本病机,或兼寒凝、痰浊等为患。

验案2:麻黄、桂枝、细辛辛通阳气,虽有散寒发汗之弊,但与生脉散、黄芪等配伍,散中有收,收中有散,相反相成,经用以治疗本病多例,未发生大汗淋漓者。但麻黄、细辛之类,毕竟发散耗气,不能久用。故症状改善即改用右归丸,补肾中元阳,以温养心阳,从本图治。临床观察到,若出现严重窦性静止、病态窦房结综合征,中医治疗往往难以取代人工心脏起搏器的安置,值得进一步研究。

验案3:麻黄、细辛、制附片等药,能显著地改善心功能,提高心率,从而迅速缓解胸闷、心悸、头晕、乏力等症状,但因其辛燥发散之性,祛寒的同时又易伤阴燥火或动汗,往往不能久用,临床体会,若加入麦冬、玉竹、五味子、黄芪之类,则可防其弊而使疗效稳定。(郭

子光 1996 年第 1 期《成都中医药大学学报》）

李文瑞验案 1 则

验案

刘某,女,45 岁。患病态窦房结综合征已久,素有短气胸闷症时发,重则伴有心绞痛,平时脉率为 50～55 次/分,病发时则 45～50 次/分。还伴有下利,时止时发,便质偏稀不流,面白不华,精神不振,下午疲乏显,全身寒象,四肢逆冷,夏日手足亦比常人凉,恶冷风,纳尚可,月经量偏少,血色偏淡。舌质淡、苔薄白,脉迟缓,沉取有弦象,脉率 50～52 次/分。证为四逆之属,形寒,脉迟缓,又时下稀便,月经量少,色淡均为阳虚,其津亦无后继。治宜温阳益气通脉。方拟四逆加人参汤加味。

处方:附片 15 克(先煎),党参 25 克,干姜 10 克,山药 10 克,炙甘草 6 克。5 剂,水煎服。

1 周后来诊,诉全身寒象大减,大便成形,脉率 55～60 次/分。上方加黄芪 15 克,7 剂,水煎服。10 日后复诊,此次月经量略增,血色比前加深,亦无形寒四末冷之象,而脉率则处于 55～60 次/分。患者要求服丸剂,再投方。

处方:附片 25 克,焦白术 10 克,干姜 10 克,党参 15 克,黄芪 15 克,茯苓 10 克,炙甘草 10 克。15 倍量,共为细末,泛水为丸如梧桐子大。每服 6～10 克,每日 2 或 3 次。

半年后门诊治外感后遗咳嗽,追问其心率的变化。患者诉自服药丸之后,形寒、手足冷均解,心跳平稳,大多处于 60～65 次/分,很少发短气胸闷之症,月经量正常。

【诊疗心法要点】此例患者患病已久,为心肾阳虚不能温煦血脉之证。肾阳乃一身之本,温煦生化五脏六腑。今肾阳虚衰,不能温运,则全身形寒,四肢逆冷,夏日躲避空调等。心阳虚,血脉推动无力,而见短气胸闷或时伴有心绞痛,脉率 50～52 次/分。肾阳虚不能温煦脾阳,运化失司,则见下利。面白不华,精神不振,月经量偏少,血色偏淡及舌苔脉象等均为阳虚之象。故治用四逆加人参汤加味,以回阳救逆、温阳散寒、益气通脉为法。方中附片温肾散寒,振奋心阳;干姜温中散寒;炙甘草和中益气;加党参补气,以增附子通阳复脉之力;加山药健脾益肾,以补先后天之不足而助益气通脉。之后酌加黄芪、焦白术、茯苓健脾,以资气血生化之源治其本。药后阳复寒散,气足血盈,则心动过缓自愈矣。(王凌2013年第2期《中医杂志》)

张琪验案1则

验案

刘某,女,55岁,退休。2010年5月10日初诊。主诉:心悸、胸闷、气短、乏力3年余,加重1个月。3年前曾在当地医院确诊为病态窦房结综合征,建议安装起搏器,患者未同意安装起搏器,间断口服阿托品、异丙肾上腺素维持,病情时轻时重,尚能维持,近1个月来心悸、胸闷、气短、乏力症状加重,且兼头晕。就诊时患者精神疲倦、面色萎黄、心悸、胸闷、气短、头晕、乏力,动则尤甚,头晕不能自持,纳差,二便尚可,舌质暗胖齿痕、边有瘀点、舌底络脉怒张、苔薄白润,脉迟缓兼代。心电图示:窦性心动过缓,Ⅰ度房室传导阻滞,病态窦房结综合征,前下壁心肌缺血改变。心率40次/分,心律不齐。血压100/65毫米汞柱。中医诊断:胸痹,心阳不足,心脉瘀阻。治宜温阳补气,活血化瘀。

处方:黄芪100克,党参30克,附子30克,桂枝30克,白芍20克,赤芍20克,当归10克,丹参20克,鸡血藤30克,炙甘草30克。每日1剂,水煎服。

二诊:服15剂后,诸证均明显减轻,心率升至50~55次/分,微有口干。药证相合,效不更方,前方稍作加减。

处方:黄芪100克,党参30克,附子30克,桂枝30克,白芍20

克,赤芍 20 克,当归 10 克,丹参 20 克,鸡血藤 30 克,麦冬 30 克,五味子 10 克,炙甘草 30 克。每日 1 剂,水煎服。

续服 15 剂后症状基本消失,可正常进行家务。后随访 3 个月未闻反复。

【诊疗心法要点】张琪教授认为气虚血瘀是很多疑难杂症的重要病因病机及病理基础,人长期受到七情、六淫、外伤、劳倦以及疾病等的影响,导致气血失调,运行日趋凝涩,并且此种气血失常随年龄的增长而加重,各种病理变化随之产生,发展到一定程度就会引起多种疾病。如瘀血阻于脑则会引起中风、眩晕、痴呆;阻于心则胸痹、心痛;阻于肝则积聚、臌胀;阻于肺则咳喘、上气;阻于肾则水肿、淋浊;阻于筋脉四肢则痿痹不仁。引起种种复杂多变的症状,不一而足。气虚血瘀证是气虚与血瘀并存的病理变化,是一种气血关系失调的虚实错杂证。故本案治以温阳补气,活血化瘀之法而获良效。(徐金星,马斯风 2012 年第 1 期《中国中医药现代远程教育》)

病态窦房结综合征妙方

郭文勤验方 1 则

验方:复律胶囊

【方药组成】黄芪、红参、鹿角胶、麻黄、干姜、生地黄等,上述药物经水提,醇沉,浓缩,干燥后装入胶囊,每粒为 0.25 克,相当于生药 2.5 克。

【功效】宣化寒邪、温通经络、补养精血、峻补阳气。

【主治】病态窦房结综合征。

【方义】生地黄滋阴养血;配以血肉有情之品鹿角胶温肾助阳、强筋健骨;心肾阳虚,阳气失于敷布,血运迟缓,故用干姜温中、破阴

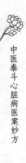

通阳;佐以麻黄,辛温达卫,宣通经络,引阳气,开寒结。同时加入红参、黄芪等增强益气温阳之功。综观全方,其配伍特点为补血药与温阳药并用,辛散与滋腻之品相伍,宣化寒邪、温通经络、补养精血、峻补阳气,故收效理想。(孙元莹,郭茂松,郭文勤2006年第3期《辽宁中医学院学报》)

刘志明验方1则

验方:强心复颗粒

【方药组成】人参、附子、丹参等。

【功效】温阳益气、活血通脉。

【主治】缓慢性心律失常病态窦房结综合征。

【方义】方中以人参大补元气、复脉固脱,其主要成分人参皂苷具有钙通道阻滞的作用,并能改善心功能,保护心肌,扩张血管,改善微循环;附子温心肾之阳,其中的去甲乌头碱可增加冠脉流量,扩张血管,改善微循环,从而改善窦房结的供血,并能缩短 A-H 间期,提高窦房结的自律性,增加心率,改善和加快窦房结的传导,具有类似异丙肾上腺素兴奋心脏受体的作用;丹参和血活血,丹参酮 ⅡA 能加速冠状侧支吻合血管开放,减轻急性期心肌缺血的损伤程度,具有对内皮细胞保护和抗心肌缺血作用,并具有钙通道阻滞的作用,从而纠正心律失常。人参、附子两药相合温阳益气,伍以丹参,温而不燥,补而不滞,共奏温阳益气、活血通脉之效。(展慧慧,刘如秀,刘金凤,等2009年第4期《北京中医药》)

快速性心律失常医案

段富津验案 1 则

验案

李某,女,68 岁。心悸不宁,胸闷气短,倦怠乏力,面色少华,少寐多梦,舌质淡红,脉略数而无力。心电图心率 98 次/分,偶发室性早搏。西医诊断为心动过速,偶发室性早搏。证属心经气血不足。

处方:白参 15 克,黄芪 25 克,麦冬 20 克,五味子 15 克,当归 15克,川芎 15 克,煅龙骨 35 克,煅牡蛎 35 克,酸枣仁 20 克,柏子仁 20克,茯苓 20 克,丹参 20 克,地龙 15 克,炙甘草 20 克。

服上方 21 剂,明显好转,但时心悸,胸闷不减,上方加郁金 15克、三七粉 6 克,去地龙;又服 14 剂,心悸明显减轻,各证基本消失,心电图大致正常,心率 70 次/分左右。继续服用上方 7 剂,诸证均安,基本痊愈。

【诊疗心法要点】《仁斋直指方》曰:"人之所主者心,心之所主者血。心血一虚,神气不守,此惊悸之所肇端也,曰惊曰悸。"今患者心之气血不足,心失所养,神不守舍,故心悸不宁,少寐多梦。心气不足,胸中宗气运转无力,则胸闷气短。气血不足,周身失于濡养,则倦怠乏力。血虚不能上荣于面,则面色少华。舌为心之苗,心血不足,则舌质淡红。血属阴,血虚日久则阴虚,阴虚生热,故脉略数且无力。治当"调养心血,和平心气",是养心汤首选适应证。方中白参、黄芪补益心气为君;当归、酸枣仁补养心血为臣;麦冬养阴清热,柏子仁、茯苓、五味子养心安神,且五味子酸敛,与白参、黄芪相伍,可补敛欲耗之气,与麦冬相配,可补敛将竭之阴,川芎行气活血,煅龙骨、煅牡蛎重镇安神,丹参、地龙活血通经,共为佐药;炙甘草既助白参、黄芪益心气，又调和诸药为使药。服21剂后，胸闷不减，因瘀血阻滞，故去地龙，加郁金、三七活血行气。（宋歌，段富津2007年第4期《中医药信息》）

郭文勤验案1则

验案

朱某，女，55岁。因心悸时作3个月，加重2天，于2012年11月20日初诊。患者3个月前因劳累出现心悸，伴胸痛，乏力，曾于当地医院诊断为心律失常，室性早搏，给予中西药治疗无效。刻下症见：心悸时作，胸痛胸闷，汗出乏力，劳则加重，入睡困难，头晕，舌质淡紫、苔薄白，脉弦滑。心率78次/分，早搏12次/分。动态心电图：窦性心律，室性早搏，24小时4 145次，呈二三联律。西医诊断为心律失常，室性早搏；中医诊断为心悸，证属气阴两虚。治宜益气养阴，豁痰定悸，给予人参芍药散加减。

处方：红参10克，黄芪50克，麦冬20克，当归20克，甘草15克，白芍20克，郁金30克，羌活25克，青礞石50克，远志40克，浮小麦50克，牡丹皮50克，天南星20克。7剂。

二诊：患者心悸胸闷减轻，腹胀，舌质淡紫、苔白，脉弦滑。前方加入莱菔子25克、代赭石30克以理气化湿。

三诊：患者无心悸胸闷，无腹胀，仍少寐，舌质淡紫、苔薄白，脉弦滑，首方加入炒酸枣仁25克、百合25克养心安神。

以上方加减调理3个月，复查心电图正常，动态心电图：窦性心律，室性早搏，24小时175次。

【诊疗心法要点】郭老师常用人参芍药散加减治疗心系疾病。《黄帝内经》云"胃者，水谷气血之海也"。《脾胃论》"心为五脏之主""五脏皆得胃气乃能通利"。脾胃为后天之本，气血生化之源，心主血脉，脾胃不足，营卫、宗气生成不足，不能正常灌注心脉，影响心主血脉，出现胸闷，心痛，心悸，乏力等症，其临床表现虽为心病症状,但究其根源在脾胃。治疗上不直接治心,而从治脾胃着手,脾胃健,气血充,血脉畅。这也是郭老师从脏腑,从脾胃论治心系疾病的具体体现。

心律失常多属于中医心悸、怔忡范畴,因心之气血阴阳偏颇,邪气所扰而致。郭老师治疗心律失常时常应用养心汤、炙甘草汤、达原饮、酸枣仁汤等加减,对于气阴两虚型,常以人参芍药散加味,且辨病与辨证相结合,常加入青礞石、代赭石、苦参、郁金、黄连等一些现代药理研究具有抗心律失常作用的药物。(项聿华 2013 年第 5 期《世界最新医学信息文摘》)

郭子光验案 1 则

验案

黄某,女,57 岁,干部。1993 年 1 月 7 日初诊。病史:自诉患冠心病已 5 年,常发心绞痛,服速效救心丸等可缓解。近日来自觉心悸、心慌、胸闷殊甚,自叩脉搏不规律,乃去医院做心电图,报告为频发室性早搏。欲服中药而来治。诊见:自觉心悸、心慌、气短,动则更甚,头晕,乏力,失眠。察其形体偏瘦,精神欠佳,血压 105/60 毫米汞柱,舌质淡、苔白薄润,脉缓代而细,每分钟停 8～10 次。辨治:本察阳虚之象不突出而以气虚血弱为主,兼夹瘀滞为患。其言咽干、心慌、失眠,表明有虚热上扰心神之兆。治以益气养血为主,辅以活血、清心安神。方用生脉散加味。

处方:红参 15 克,五味子 15 克,麦冬 20 克,黄芪 40 克,制何首乌 20 克,当归 15 克,丹参 20 克,炒酸枣仁 15 克,苦参 15 克。每日 1 剂,水煎服。

二诊(1 月 14 日):自诉上方服 3 剂,症状显著缓解,自扣脉搏偶见歇止,服完 4 剂,脉律正常。已 3 日未服药而来复诊。目前脉缓细弱,无歇止,上方去苦参,红参改用太子参 30 克,服 4 剂作善后调治。

【诊疗心法要点】从郭老师调治此验案脉症可知,此病机的关键以气虚血弱为主。患者年近六旬,病程已长达5年,病邪久羁,正气必虚。心气受损,心气不足,无以保持心脉的正常活动,而致心失所养故发心悸,气短,心气不足,心脉不畅则胸闷殊甚。气虚日久,气损及阴,气阴两虚则心悸日久而反复发作。舌质淡苔薄白而润,脉缓结代细而无力,皆为气阴两虚,脉道不利之征。《寿世保元》曰:"盖心气者,血之帅也,气行则血行,气止则血止……夫气有一息之不运,则血有一息之不行。"治宜益气养阴,强心复脉。故郭老师在方中配用生脉散(红参、麦冬、五味子)以气阴双补,强心复脉,安神定悸。尤其是红参一味,用意尤深。本品气味俱轻,味甘纯正,温而不燥,苦而强阴,补后天、益五脏、生气血、固真元,能大补元气,拯危救脱。且味甘能守,温则助阳,能益脾气、助运化、输精微、化阴液,为扶阳益阴之良品。故《本草汇言》曰:"人参,补气生血,助精养神之药也。故真气衰弱,短促气虚,以此补之,如荣卫空虚,用之可治也;惊悸怔忡,健忘恍惚,以此守之;元神不足,虚羸乏力,以此培之;如中气衰陷,用之可升也。"如此相伍,气阴得补,心气得养,心阴得滋,脉通充盈,诸证自愈。另外,由于气虚血弱是病机之枢纽,故郭老师在方中又配用了当归补血汤(黄芪、当归)以补气生血。郭老师辨证,精细入微,善于从独处藏奸中洞察秋毫。据咽干、心慌、失眠之证,断为虚弱上扰心神之兆,故在方中配用了苦参、炒酸枣仁这两味药物以清心安神。清心的药物有许多种,郭老师却独选苦参清心,用意尤深。本品苦寒归经心肝,属纯阳纯降之品,不仅可清心热、利小肠,而且能安神志。由于气虚血弱,血行不利,心脉瘀阻。故在气阴双补,补气生血的同时,郭老师又配用了制何首乌、丹参这两味药物以活血养血,化瘀通脉。(高尚社2012年第9期《中国中医药现代远程教育》)

李振华验案 2 则

验案 1

某女,52 岁。2009 年 6 月 28 日初诊。主诉:间断心慌不适 3 年余,加重 1 周。现病史:患者于 2006 年 5 月因饱食后出现心慌不适,此后间断性发作,诱因多为饱食或劳累,心电图及动态心电图等检查示频发室性早搏,服西药效果不佳。2009 年 6 月前来就诊。症见:形体肥胖,心悸,胸闷,气短,脘腹不适,下肢沉困,头晕,便溏,舌质淡暗体胖大、边有齿痕,脉弦滑。体格检查:体温正常,血压 140/90 毫米汞柱,心率 78 次/分,律不齐,心界无扩大;血常规、血生化、心脏彩超、冠脉双源 CT 等均正常。24 小时动态心电图诊断为频发室性早搏,24 小时 4 248 次。西医诊断:心律失常,频发室性早搏;中医诊断:心悸,证属痰浊扰心型。治宜健脾益气,豁痰化瘀。给予李氏豁痰宁心汤治疗。

处方:橘红 10 克,半夏 10 克,茯神 15 克,石菖蒲 10 克,炒酸枣仁 15 克,枳壳 10 克,龙齿 15 克,丹参 15 克,全栝楼 15 克,薤白 10 克,白术 10 克,炙甘草 3 克。7 剂,1 天 1 剂。

服药 7 剂后,患者胸闷痛、心悸、气短头晕、下肢沉困等症状均减轻,早搏减少。守方继服 7 天,自觉症状及早搏消失,24 小时动态心电图检查示窦性心律,室性早搏,24 小时 48 次。随访 3 个月,无心慌不适等症状。

【诊疗心法要点】室性早搏归属于中医学"心悸""怔忡"范畴,在证治分类方面,李老师根据数十年的临证体会,将本病分为气阴亏虚、痰浊扰心、肝郁伤神 3 种证型论治。

本案方中白术、炙甘草健脾益气,渗利水湿,使脾气健运以绝生痰之源;全栝楼、橘红、半夏、枳壳燥湿化痰,理气降逆,使痰湿得以运化,气机得以条畅;薤白温阳通脉,使血气流通,则脉始复常;丹参通行血脉,养血安神,使血生有源,血运通畅,心血得养;石菖蒲、茯神、炒酸枣仁、龙齿化湿透窍,安神定悸。全方共奏健脾益气、养心安神、温阳通络、燥湿化痰、疏调气血之效。（韩景辉2014年第2期《中医研究》）

验案2

某女,48岁。2010年5月25日初诊。主诉:间断心慌不适1年余。现病史:患者于2009年3月因劳累出现心慌不适,后进行心电图及动态心电图等检查示频发室性早搏,服用西药疗效不佳,于2010年5月前来本院就诊。症见:心悸,气短,脘腹不适,下肢沉困,头晕,便溏,舌质暗淡、舌体胖大、边有齿痕,脉弦滑。体格检查:体温正常,血压130/75毫米汞柱,心率88次/分,律不齐,心界无扩大,血常规、生化检查、心脏彩超、冠脉双源CT检查均正常。24小时动态心电图诊断为频发室性早搏,24小时5 328次,有时呈二联律。西医诊断:心律失常;中医诊断:心悸,证属痰湿阻滞、心脉不畅。治宜健脾益气,豁痰化瘀。

处方:党参15克,白术10克,茯苓15克,橘红10克,半夏10克,节菖蒲10克,远志10克,炒酸枣仁15克,枳壳10克,厚朴10克,木香8克,桂枝6克,当归10克,丹参15克,甘草3克。10剂,水煎服。

服药后胸闷疼痛、心悸、气短头晕、下肢沉困等症状均减轻,早搏减少。守方继服10天,自觉症状及早搏消失,24小时动态心电图检查窦性心律,室性早搏,24小时35次。随访3个月,无心慌不适等症状。

【诊疗心法要点】李老师认为功能性室性早搏,脾失运化是基础,治疗上应健脾益气补其本,化痰通络治其表,以使脉律复常,此"心脾同治"之法。本案方取四君子汤以党参、白术、茯苓、甘草健脾益气,渗利水湿;橘红、半夏、枳壳、厚朴燥湿化痰,理气降逆;桂枝温阳通脉,使血气流通,则脉始复常;当归、丹参通行血脉,养血安神;节菖蒲、远志、炒酸枣仁化湿透窍,安神定悸;木香理气醒脾,使补而不滞。全方共奏健脾益气、养心安神、温阳通络、燥湿化痰、舒调气血之效。方证若合,故能获效于数剂之间,充分体现心脾同治法在室性早搏中的治疗作用。(韩景辉 2011 年第 6 期《中医研究》)

任继学验案 1 则

验案

崔某,女,55 岁,长春市人。1989 年 12 月 21 日就诊。既往曾患胆囊炎。于 1 个月前因恼怒而致心悸动,失眠。经某医院诊断为心律失常,服胺碘酮、复方丹参片、琥珀安神丸等药物疗效不显,慕名求治于任老。其症见:心动悸,胆怯,口苦,咽干,脘腹胀满,舌质红、苔微黄,脉现虾游。任老谓:"心胆气通,此乃由肝胆而引起心悸也,宜上病治下,以疏肝利胆为法。"

处方:黄连 10 克,枳实 10 克,半夏 15 克,陈皮 15 克,茯苓 15 克,竹茹 10 克,甘草 10 克。每日 1 剂,水煎服。

服药 3 剂后心悸胆怯、口苦、脘腹胀满均减,患者喜形于色,服 9 剂后,证消,脉平而告痊愈。

【诊疗心法要点】从任老师调治此验案脉症可知,其病位在心,其病变脏腑涉及心、肝、胆。心主血,肝藏血,按五行相生关系而言,心属火,肝属木,木能生火。心血有赖于肝血的充盈,而肝与胆相表里,肝胆有病必然会影响到心。由于肝胆有热,相火内炽,灼伤心阴,心神失养,扰动心神,病发心悸;胆经有热,阴津被灼,胆胃不和,则见胆怯、口苦、咽干。故任老审症求因,治病求本,心脏有病,调治肝胆。治宜上病下取,参温胆汤意,以疏利肝胆,清降胆热,化痰祛湿。肝为刚脏,相火内居其中,故易动而致肝气亢奋。气有余便是火,肝胆火旺而致相火妄动,上扰于心,君火不宁,心神被扰则心动悸。因此,任老师在方中配以黄连,本品苦寒,归经心、肝、胆、胃、大肠,苦以降阳,寒以胜热,气味俱厚,清上泻下,直折火势。能泻心火,清胆热,凉胃腑。本品不仅是清心泻火之上品,而且是定悸安神之良药。由于肝胆有热,不仅可使肝胆枢机不利,疏泄通降失常,化

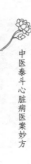

郁为火,气血运行不利,而且可致热邪灼津为痰,痰热中阻,胃气上逆,扰乱心神。治宜清热化痰,和胃畅中。因此,任老师在组方用药时用了《千金方》之温胆汤。(高尚社 2012 年第 8 期《中国中医药现代远程教育》)

裴正学验案 2 则

验案 1

某男,61 岁,干部。2010 年 10 月 26 日初诊。主诉心悸伴胸前区不适 8 年,加重半月。伴有稍响动则易惊醒,头晕、疲乏,心烦梦多,纳差,舌红苔薄黄有瘀点,脉细数而结代。查体:脉搏平均 100 次/分,血压 120/75 毫米汞柱。心脏听诊:心音有力,心率平均 102 次/分,律不齐,心音强弱不等,每分钟可闻及 6～10 个早搏,心前区未闻及病理性杂音。心电图示:①心肌供血不足;②频发性多源性早搏。中医辨证为气阴两虚,瘀血内阻。治以益气养阴为主,兼以化瘀。方用炙甘草汤加味。

处方:炙甘草、生地黄、麦冬、丹参、苦参各 20 克,桂枝、阿胶(烊化)、党参、麻子仁、栝楼、薤白、川芎各 10 克,生姜、半夏、红花各 6 克。水煎分服,每日 1 剂。

二诊:服上方 20 剂后胸痛消失,仍感心悸,但较前为轻,有时疲乏、胃脘不适,舌红、苔薄黄,脉细数。上方去川芎、红花,加砂仁、檀香各 6 克,白术 10 克,茯苓 12 克。继服 20 剂后症消失,复查心率 86 次/分,每分钟仅可闻及 1～2 个早搏,心电图示:偶发性房性早搏。

验案 2

某男,45 岁,干部。2010 年 3 月 26 日初诊。主诉心悸伴胸前区不适半年,加重 1 周。伴有口干舌燥、虚烦不眠、口舌生疮、惊悸多梦、舌红少苔薄黄、脉时结时代时促。查体:脉搏平均 90 次/分,血压 130/80 毫米汞柱。心脏听诊:心音低钝,心率平均 90 次/分,律不齐,心前区未闻及病理性杂音。心电图示:①心肌供血不足;②频发性室性早搏(二联律较多,有时出现三联律)。中医辨证为阴血亏虚、阴虚内热。治以益气养阴为主,兼以清虚热。方用炙甘草汤加味。

处方:炙甘草、生地黄、麦冬、丹参各20克,苦参30克,桂枝、阿胶(烊化)、栝楼、薤白、川芎各10克,黄连6克,朱砂3克。水煎分服,每日1剂。

二诊:服上方14剂后胸痛较前为轻,继服14剂后诸证消失,复查心率90次/分,每分钟未可闻早搏,心电图示:偶发性室性早搏。

【诊疗心法要点】裴老师认为,惊悸、怔忡系人体脏腑虚损,气血不足,心失所养所致。并根据快速性及缓慢性心律失常分别进行辨证论治。裴老师认为快速性心律失常病因病机以气阴两虚为本,瘀血内阻、瘀久化热、热扰心神为标。故治宜标本兼治,以益气养阴为主,兼以活血清热,主方临床可选用炙甘草汤加味:炙甘草20克,麦冬20克,生地黄20克,丹参20克,苦参30克,桂枝10克,阿胶10克(烊化),党参10克,五味子10克,干姜6克,大枣4枚。水煎分服,每日1剂,此方出自《伤寒论》,记载"脉结代,心动悸,炙甘草汤主之"。裴老师在此方中加入丹参20克、苦参30克,将原有的生地黄、麦冬均加量至20克,临床疗效显著,可胜过诸多西药如脉律平、心得安等。临床加减:兼见虚烦不眠、口舌生疮、惊悸多梦者,上方加黄连、朱砂(分冲)各3克;兼见失眠多梦、疲乏无力、少气懒言、食欲不振者,上方加黄芪30克、远志6克、炒酸枣仁15克;外感后惊悸多汗、全身酸困者,原方加白芍20克;兼见胸前区憋闷不适、舌紫暗有瘀斑、脉沉细者,上方合冠心2号(丹参、赤芍、川芎、红花、降香),还可使用裴老师之经验方桂川合剂:桂枝、葛根、党参、麦冬各10克,川芎、五味子、甘草各6克,丹参20克,紫石英、生龙骨、牡蛎、灵磁石、珍珠母各15克。兼见烦躁易怒、惊恐不安、失眠多梦者,原方加生龙牡、炒酸枣仁、柏子仁各15克,制乳香制没药各3克,桂圆、山茱萸各10克;癔症引起,方用柴胡加龙骨牡蛎汤加味。(杨涛2011年第25期《中国社区医师》)

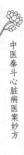

路志正验案 2 则

验案 1

某女,78 岁。2009 年 7 月 30 日就诊。既往有高血压病 30 余年,血脂异常 10 年,2 型糖尿病 2 年余。患者于 2008 年 8 月开始出现阵发性心悸,以晨起为著,下午较轻,每次发作 1~10 分钟不等,由每日发作 3 次渐发展为 10 次左右,伴有心情紧张、焦虑恐惧,双手不自主颤抖,胸闷气短,疲倦乏力,自汗较重,入睡困难,后半夜易醒,醒后再难入睡,纳食不馨,二便调。曾在多家医院就医,诊断为心律失常(频发室性早搏)。间断口服盐酸美西律、美托洛尔等药,室性早搏或有减少,仍有心慌胸闷,焦虑恐惧等症。查:血压 144/76 毫米汞柱,体质偏瘦,双肺无异常,心率 86 次/分、律不齐、早搏 7~8 次/分,双下肢无水肿。舌质红、体瘦、少苔,脉弦细结。心电图示:窦性心律,频发室性早搏。24 小时动态心电图示:室性早搏,24 小时 3 056 次,未见 ST – T 改变。心脏超声未见异常。中医辨证:气阴两虚,心神不宁。治宜益气养阴、安神定志。方以生脉散合酸枣仁汤加减。

处方:两洋参 10 克(先煎),麦冬 12 克,五味子 5 克,黄精 12 克,当归 12 克,川芎 8 克,炒酸枣仁 18 克,茯苓 20 克,知母 12 克,莲子肉 15 克,炒白术 12 克,生谷芽 30 克,生麦芽 30 克,桂枝 6 克,炙甘草 10 克,紫石英 30 克(先下),陈皮 6 克。水煎服,每日 1 剂,连服 2 周;另服人参生脉胶囊 2 粒,3 次/天。

二诊(8 月 13 日):阵发性心悸稍减轻,余证如旧。考虑患者年高病久,治须缓图,上方去川芎、茯苓、桂枝辛温燥药以防过用伤阴,加山药 15 克、山茱萸 12 克、炒枳壳 12 克、鸡内金 12 克,炒酸枣仁改为 20 克,以增强养阴敛汗、理气和胃之功效。另配茶饮方:太子参 15 克,南沙参 15 克,麦冬 10 克,浮小麦 30 克,僵蚕 10 克,鸡内金 12 克,地锦草 15 克。水煎代茶饮,每日 1 剂。继服 2 周。

三诊(9月3日):药后心悸气短明显减轻,汗出减少,饮食、睡眠好转,时感腰膝酸痛。复查血压 140/70 毫米汞柱,心率 84 次/分,律齐、未闻及早搏。上方加桑寄生、淫羊藿强壮腰脊补肾以收全功。3 个月后随访,未再复发。

【诊疗心法要点】心律失常(室性早搏)发病原因很多,一般分为功能性与器质性两大类。功能性室性早搏多与心情紧张、焦虑烦躁、学习工作压力大、睡眠不佳有关,源于自主神经功能紊乱,心脏并无器质性改变,放松心态,适量活动后,早搏相对减少,预后较好;器质性室性早搏多与原发心脏病有关,原发病越重,早搏越多,活动后早搏增加,预后较差。本案患者虽年逾古稀,且有高血压、血脂异常、糖尿病等病史,但检查未见病理性改变,故考虑其室性早搏仍属功能性,与其心情紧张、焦虑恐惧等精神因素有关。辨证属气阴两虚、心神不宁,病位在心、肝。以"心者,君主之官,神明出焉""肝者,将军之官,谋虑出焉"。心肝血虚,气阴不足,使心神不宁,谋虑失用,致心悸气短、紧张焦躁。故治疗需注意益心气、滋心阴,以助心行血,统领神明;养肝血、疏肝气,以调畅气机、安神定志。方中西洋参、麦冬、五味子乃生脉散之意,益气养阴、固表止汗;黄精、当归、川芎、炒酸枣仁、知母养血育阴、安神定志;茯苓、莲子肉、炒白术、陈皮、生谷芽、生麦芽益气健脾,助气血生化之源;桂枝、炙甘草辛甘化阳以通心脉,助心行血;紫石英镇心安神。随后复诊皆宗此方意随证加减,不离"心主血脉""心主神明"之主线,病终告愈。总之,本案辨证准确,谨守病机,组方严谨,寒温并用,动静结合,益气养阴,心肝同治,兼顾脾肾,可谓出神入化,效应必然。(尹倚艰 2010 年第 11 期《中国中医药信息杂志》)

验案 2

任某,女,49 岁,汉族,已婚,北京市通州区人。2003 年 7 月 15 日初诊。主诉:心悸气短 3 周。患者 3 周来无明显诱因出现心悸气短,活动后加重,心烦易怒,睡眠不安,多梦易醒,纳食欠佳,有时食后腹胀,二便调,月经基本正常,舌体瘦、舌尖边红、苔薄腻,脉左寸沉滑,关尺细弱沉涩。动态心电图示:频发室性早搏。超声心动:心脏结构正常。中医辨证为脾胃虚弱,胆气不宁,心神失养。治宜益气健脾,温胆宁心。

处方:太子参12克,生黄芪15克,黄精10克,炒柏子仁12克,丹参12克,远志8克,石菖蒲10克,郁金10克,炒白术12克,茯苓18克,佛手10克,白芍12克,炙甘草6克,生牡蛎20克(先煎)。14剂,水煎服。

二诊(7月29日):心慌气短诸证明显减轻,仍有时入睡难,睡眠不实,二便调,舌质暗、尖边红,脉细弱而沉涩。既见效机,继以上方化裁。上方太子参改西洋参6克(先煎),去佛手、生牡蛎,加南沙参12克,木香10克(后下),生龙骨、生牡蛎各30克(先煎),药后心悸气短等症基本消失,继如法调理14剂而愈。

【诊疗心法要点】路老师认为,心悸之症,病因虽多,病机各异,但总与中焦脾胃功能失调有关。脾胃病变或脾胃虚弱,气血不足;或中焦失运,蕴湿成痰;或郁怒伤肝,肝气犯脾,气机逆乱;或阳明郁热内扰;或痰火扰心,均可导致心悸不宁。临证路老师常以健脾益气养心法,和胃温胆宁心法,化痰降浊清心法,疏肝化瘀通心法,清泻阳明安心法,调理中州,畅达气机以养心、宁心、清心、通心、安心,达到消除心悸的目的。

本案患者为中年女性,心悸气短伴见心烦易怒,纳食不香,食后腹胀,乃脾胃虚弱,升降失司,气血生化无源,胆气不舒,心失所养而致。方以太子参、生黄芪、黄精、炒白术、茯苓健脾益气;佛手理气调中;白芍、丹参养血;炒柏子仁、郁金、石菖蒲、远志温胆养心安神;炙甘草和中以平悸;生龙骨、生牡蛎镇惊安神。诸药健脾益气以培本,温胆和胃以安神,故药后心悸得以缓解。(卢世秀,苏凤哲2009年第12期《世界中西医结合杂志》)

方和谦验案1则

验案

某女,68岁。2003年2月23日初诊。诉心悸2周,既往有心房纤颤、慢性结肠炎病史。2周前因外感后引起心悸,恶寒,胃脘不舒,大便不畅、偏稀,夜寐不安,舌质红苔白,脉沉缓。方老师予滋补汤加枸杞子10克、麦冬6克、炒山药10克、炒酸枣仁10克。7剂,水煎服。

复诊时患者诉服药后心慌心悸明显好转,大便成形,睡眠改善。效不更方,继服上方10剂巩固疗效。

【诊疗心法要点】方老师认为,心主血,脾统血,心脏血脉中气血之盈亏,实由脾之盛衰来决定。在正常情况下,胃纳脾运,心血充盈,在宗气的推动下运行全身。若脾胃功能失司,化源不足,心失所养,则出现心悸怔忡。肾为水火之宅,阴阳之根,寓元阴元阳。五脏六腑之阴阳均有赖肾阴、肾阳的资助和生发。心为火脏,居于上而属阳,以降为顺;肾为水脏,居于下而属阴,以升为和。若心肾不交,可造成心悸。

该患者为老年女性,且有心房纤颤及慢性结肠炎病史,脾胃气血已伤,中气亏虚,心气亦因之不足,致心脾气血两虚,心失所养。而滋补汤气血双补,加枸杞子、麦冬使补而不滞,且这两味药有滋补肾阴之用。肾阴充足,则心之营阴得养,心悸得止。另外,方老师治疗心悸时,多选用炒酸枣仁、远志、夜交藤等药味,取其安神定志之用,而且心悸患者临床多见失眠一症,亦可兼顾治之。(高剑虹2006年第2期《北京中医》)

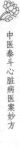
颜正华验案 2 则

验案 1

某男,63 岁,退休干部。2000 年 8 月 21 日初诊。患者 10 年前体检查出房性早搏,后偶感心悸,因不影响生活而未加重视,近因外感而致心悸频发,现外感已好,而心悸仍作。刻诊:心悸怔忡,疲乏无力,汗出,烦躁,眠差,气短,眩晕,劳累后上述症状加重,咽干、口渴不欲饮,纳可,二便调,舌暗、舌下青紫、苔黄腻,脉结代不匀。既往有糖尿病、浅表性萎缩性胃炎病史。辨证:气阴两虚。治法:益气养阴、安神定志。

处方:西洋参 6 克(另煎),黄芪 30 克,麦冬 10 克,五味子 6 克,炒酸枣仁 18 克(打碎),远志 10 克,龙骨、牡蛎各 20 克(打碎、先煎),丹参 15 克,茯苓 30 克,薏苡仁 30 克,夜交藤 30 克,莲子心 3克。7 剂,水煎服,每日 1 剂。

二诊(8 月 28 日):心悸怔忡减轻,但眩晕、烦躁、心悸等症状时作,劳累后加重,纳差,便干、每日 1 行,眠差,舌质淡暗、舌下青紫,苔白腻,脉结代不匀。守方改炒酸枣仁、龙骨、牡蛎各 30 克,加香附10 克、郁金 12 克、合欢皮 15 克。继服 10 剂。

三诊(9 月 7 日):原有症状皆大减,劳累后加重,纳可,眠可,二便调,舌质暗淡、舌下青紫、苔白腻,脉结代不匀。上方继服 10 剂后,心悸感消失,随访 3 个月未复发。

验案 2

某女,74 岁,退休职工。2000 年 11 月 30 日初诊。患者半年前因情志不舒出现心悸,西药治疗症状未见缓解。刻诊:心悸怔忡,失眠,纳差,口干,自汗,盗汗,动则汗出甚,大便每日 1 行,舌暗红、舌下青紫、苔少,脉弦滑。有冠心病、心律失常病史。辨证:气阴两虚,心神失养。治法:益气养阴,安神定志。

处方:黄芪30克,柏子仁15克,南沙参15克,北沙参15克,麦冬10克,丹参30克,茯苓30克,炒酸枣仁30克(打碎),五味子10克,炙远志10克,龙骨、牡蛎各30克(打碎、先煎),合欢皮15克,夜交藤30克。7剂,水煎服,每日1剂。

二诊(12月7日):心悸症状减轻,仍失眠,心悸,自汗,盗汗,纳差,便可,舌暗红、苔少,脉弦滑数。守方加麦芽、谷芽各15克,继服7剂。

三诊(12月14日):心悸减轻,仍心悸,眠差,纳差,口干,自汗,盗汗,二便调,舌红,少苔,脉弦滑数。上方加白芍15克,继服7剂。

四诊(12月21日):心悸、失眠、纳差均显著好转,仍心悸,自汗,盗汗,口干喜饮,二便调,纳可,眠安,舌红、少苔,脉滑数。上方改麦冬15克、柏子仁12克,去茯苓、炙远志、麦芽、谷芽,加生地黄18克、玉竹15克。继服7剂。

五诊(12月28日):患者症状基本消失。今晨大便4次,偏稀,汗多,舌暗红、舌下青紫、少苔,脉滑数。

处方:生地黄24克,玉竹15克,麦冬15克,南沙参15克,北沙参15克,黄芪30克,柏子仁12克,白芍15克,炒酸枣仁30克(打碎),五味子10克,龙骨、牡蛎各30克(打碎、先煎),夜交藤30克,丹参30克,炒山药15克,茯苓30克。继服7剂善后。

【诊疗心法要点】颜老师认为,心悸病位主要在心,但也与脾、肾、肺、肝功能失调有关。

验案1:患者心气心阴俱虚,遂致上述诸证。心位于胸中,心气不足,胸中宗气运转无力,故气短;心为神舍,心气不足,易致神浮不敛,心神动摇而眠差;气虚卫外不固则汗出;劳累耗气,心气亦虚,故劳累后加重;心阴虚,故出现口干、咽干等津液不足之象。颜老师治疗本案以益气养阴、安神定志为基本原则,以生脉散加味为基本方加减。方中西洋参补益气阴为君药;黄芪补气,麦冬、五味子养阴,三药合用加强西洋参补益气阴的作用,为臣药;炒酸枣仁、远志、龙骨、牡蛎、丹参、夜交藤均有养心安神的作用,而茯苓、薏苡仁补益心脾,均为佐使药。诸药合用,证症结合,获药到病除之效。该患者首诊服 7 剂后,症状明显改善,但仍有劳累后诸证加重的临床表现,故之后在守方基础上随证加减,患者继服 20 剂后临床症状基本消失。

验案 2:患者年逾古稀,气血亏虚明显。心气不足,鼓动乏力,则心悸、怔忡;心神失养,则失眠;汗为心之液,心气虚,心液不固则外泄,故自汗;心阴虚则盗汗。颜老师治疗本案以益气养阴、安神定志为治疗的基本思想,以生脉散加味为基本方加减。方中黄芪乃补中益气药;柏子仁、炒酸枣仁、炙远志、合欢皮、夜交藤为养心安神药;南沙参、北沙参、麦冬养心阴;丹参活血化瘀;茯苓健脾安神;龙骨、牡蛎、五味子敛汗养心。诸药合用,证症结合,获药到病除之效。在随后的诊治中,颜老师在守方的基础上,随证加减药物,使患者在连服 30 剂后,症状基本消失。(吴嘉瑞,张冰 2012 年第 11 期《中国中医药信息杂志》)

李士懋验案 1 则

验案

刘某,女,46 岁。2009 年 8 月 8 日初诊。阵发性心悸伴汗出 5 年,加重月余,排除甲状腺功能亢进、嗜铬细胞瘤、糖尿病。曾于某省级医院诊断为冠心病、阵发性心动过速,服酒石酸美托洛尔片 50 毫克,3 次/日,复方丹参滴丸 10 粒,3 次/日。患者既往患高血压病 5 年,血压最高达 180/100 毫米汞柱,口服硝苯地平 10 毫克,3 次/日,复方利血平氨苯蝶啶片 1 片,2 次/日,即刻血压 150/95 毫米汞柱。心电图:窦性心动过速 110 次/分,无缺血改变。动态心电图:窦性心动速最高 140 次/分。1 个月前无诱因发现肝功能异常,谷草转氨酶达 220 单位/升,排除肝癌、肝炎,应用甘草酸二铵降至 69 单位/升。经期正常,经色暗。此次来诊因阵发性心悸近期加重,现活动后、激动则心烦悸,无胸闷胸痛,易急躁,身潮热汗出,头疼干呕,周身肌肉酸痛,扪之痛甚,以背肩臂疼痛为著,臂伸不痛,收则疼痛加重,自行拔罐不解,畏冷,胃脘凉、四末冷,面晦,唇发绀,舌暗红、苔干黄腻,脉沉弦数。证属肝郁气滞化火。治拟升降散和四逆散佐理气止痛之品。

处方:僵蚕12克,蝉蜕6克,生姜黄9克,大黄6克,柴胡10克,枳实10克,枳壳10克,赤芍10克,白芍10克,炙甘草6克,延胡索12克,川楝子10克。水煎,每日1剂,分2次服。

14剂后,心悸减,无头疼干呕,易急躁、身潮热汗出未解,周身肌肉酸痛减轻,伸收均臂不痛,但腋下痛,胃脘凉减,四末凉,舌暗,脉沉弦数。静态心率102次/分,血压140/90毫米汞柱。乳腺钼靶检查:双侧乳腺增生。证属肝郁化火兼有血瘀,上方加红花、桃仁、川芎、当归各10克,服30剂再诊,无心悸,周身、肩臂、腋下疼痛明显减轻,疼痛呈阵发性,手脚稍凉,胃胀稍凉,脉濡滑数,舌暗苔腻白厚,静态心率96次/分,血压140/80毫米汞柱。证属湿热蕴蒸、走窜经络。治拟甘露消毒丹合薛生白4号方。

处方:秦艽12克,地龙10克,威灵仙15克,滑石12克,苍耳子12克,丝瓜络18克,海风藤15克,黄连10克,白豆蔻10克,藿香10克,茵陈10克,木通5克,石菖蒲10克,炒杏仁10克,陈皮10克,茯苓15克,栀子12克,豆豉12克。

14剂后,症状均明显减轻,自行停药。

两月余后2009年12月8日又来诊。因家遇变故悲伤,心悸又作,后背前胸、肋胁窜痛难忍,持续不解,周身痒,搔抓成痂,双乳痛可及散在硬结,左乳头溢血,寐欠安,无手足凉,面青晦,唇紫暗,舌紫、苔白腻,脉沉弦滑数,乳腺钼靶检查乳腺增生,乳腺病理无异常。证属肝郁血滞,痰火郁闭。治拟升降散合血府逐瘀汤、小陷胸汤。

处方:柴胡9克,当归尾12克,赤芍10克,白芍30克,炙甘草6克,枳实10克,川芎10克,生地黄10克,炒桃仁10克,红花10克,桔梗10克,怀牛膝15克,僵蚕12克,生姜黄12克,蝉蜕7克,大黄7克,栝楼12克,半夏10克,黄连9克,延胡索12克,川楝子9克。

21剂后,无心悸,后背前胸、肋胁窜痛稍减,身痒搔抓减轻,左乳溢血兼脓,面青紫减轻,唇仍稍暗红,脉同前。上方加黄芩9克、皂角刺7克,14剂后,后背仍痛,右乳痛,左腋下痛,左乳溢血色转淡、量减少,仍身痒搔抓起痂,面青紫,口臭,舌暗苔腻,脉同前,加莱菔子10克、防风6克,21剂后症状均好转,自行停药。

【诊疗心法要点】本案症状古怪而多,西医诊断颇繁,来诊之时有无从下手之感,然抓住脉沉弦数一特性,百症顿然可以轻松解释,脉沉主气滞,弦亦主气滞,亦主肝郁,数而有力为热,故知此为郁热在内。火郁于内,火热灼心则心悸阵发而烦悸,热迫则身潮热汗出。《素问·举痛论》:"诸病胕肿,疼酸惊骇,皆属于火",火热灼伤、气滞不通则周身肌肉酸痛,扣之痛甚,以背肩臂疼痛为著;火热灼伤筋不得润而失柔,故伸臂不痛回收时疼痛加重。胃脘凉、四末冷为火郁于内,卫阳不得外达之真热假寒症,舌红、苔干黄腻,正是火郁证舌象"苍老坚敛"的典型表现。面晦、唇发绀、舌暗红为兼有血瘀之象,故辨证为肝郁气滞化火,应用升降散、四逆散佐理气止痛之品,以透热解郁、理气止痛,考虑气滞得解,则血瘀自除,暂未加大剂活血之品。二诊大部分症状减轻未除,脉沉弦数,乳腺钼靶检查:双侧乳腺增生,脉未变,故证未变,仍属肝郁气滞化火,肝经走于双乳,肝气滞故乳癖而痛,舌暗为兼血瘀,故上方加红花、桃仁、川芎、当归后继续应用。三诊症状明显减轻,脉已不沉,郁热外透,濡滑数者,湿热蕴阻之象,蕴于脾胃则胃胀凉,蕴阻经络故周身、肩臂、腋下仍疼痛,李老师善用甘露消毒丹清化脾胃湿热,善用薛生白4号方祛除经络湿热,故两方合用终得效症减。

相隔2个月,患者症状又作,肝气郁滞为诱因,脉仍弦数,证仍属肝郁火甚,灼伤乳络则乳头溢血,郁滞气机则身痛,脉滑主热,亦主痰热,故辨证为肝郁血滞,痰火郁闭,应用升降散透热、血府逐瘀汤活血理气化瘀、小陷胸汤涤除痰热;二诊时症状减轻,脉未变,仍郁热未透,加黄芩清热,皂角刺解毒并加强透热之力;三诊症状又减,脉未变,虽症状好转,血瘀火郁痰热之邪未除,又口臭,舌暗苔腻,考虑痰热偏重,故加莱菔子理气消痰,加防风取风能胜湿之意,依方加减,终再次得效症减。(魏宇澜,王强2012年第2期《河北中医药学报》)

周仲瑛验案 3 则

验案 1

顾某,男,26 岁。1 年半前因工作劳累后始感心慌不安、阵发而作,心电图、24 小时动态心电图等多项检查提示:室性早搏。先后服用盐酸普罗帕酮、盐酸莫雷西嗪等药,取效不著,早搏仍时作时止。因服西药后出现副作用,故求治于中医。初诊时,患者时感心慌不适,心跳有停搏感,疲劳后易于发作,午后、傍晚时分发作较频,休息后可稍稳定。伴胸闷不舒,口干乏力,夜寐一般,大便溏,小便自调,舌苔薄腻色淡黄、舌质偏暗。从阴阳失调、气阴两虚、心神失宁着眼,周老师拟下方为治。

处方:炙桂枝 10 克,炙甘草 5 克,生龙骨 20 克(先煎),生牡蛎 25 克(先煎),潞党参 12 克,麦冬 10 克,五味子 5 克(杵),丹参 15 克,苦参 10 克,熟酸枣仁 25 克,合欢皮 15 克,朱灯心 3 克,石菖蒲 9 克。

服药 7 剂复诊,心慌早搏有所稳定,但情绪激动后有影响,稍有气短,舌象同前,脉来小弦。原方既效,无须易辙,前方中加入白檀香 3 克(后入)、阳春砂 3 克(后入)、炒玉竹 10 克,改炙甘草为 6 克。三诊时患者告知早搏基本未发,选进前方,以固疗效。此后患者因感冒一度证情反复,俟治愈感冒后,周老师仍以原方为基础加减施治,患者室性早搏已极少发作。

验案 2

王某,女,60 岁。多年来心慌不宁反复发作,心电图等检查示为频发室性早搏,有时也疑诊频发房性早搏,发时多呈二联律、三联律,心中有虚悬感,常用盐酸美西律、阿替洛尔、盐酸普罗帕酮等多种西药,未能控制病情。初诊时问诊得知,患者平素畏寒,大便常稀溏,腹泻之后心慌易作。望诊患者面色欠华,舌质淡稍暗、舌苔薄腻。切脉患者两脉结代。周老师从脾土阳虚、心神失养入手。

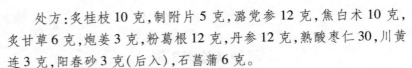

处方：炙桂枝10克，制附片5克，潞党参12克，焦白术10克，炙甘草6克，炮姜3克，粉葛根12克，丹参12克，熟酸枣仁30，川黄连3克，阳春砂3克（后入），石菖蒲6克。

二诊时患者诉服药1周内早搏只发作1次（呈二联律），平时尚为稳定，便溏渐渐转实，但仍觉怕冷喜暖，舌诊未变，脉象转细。效不更弦，周老师于前方中加入生龙骨20克（先煎）、生牡蛎20克（先煎）。患者服药后频发早搏控制较为满意，基本已不再发作。

验案3

鲍某，男，50岁。患者近3个月来心中惊惕阵作，住本市某医院近2个月，各项检查提示：频发房性早搏，房室逸搏，部分导联S－T段、T波改变。经服心可舒、心元胶囊，静脉滴注生脉注射液等，病情一度稍见好转而出院，但早搏仍常发作。刻下患者时觉心慌，夜寐不酣，多梦早醒，动则易汗，心烦口干，饮水较多，面色油光多脂，舌质暗红、舌苔薄黄腻有黏沫，脉结而涩。周老师虑乃心经郁热、痰瘀内阻、心神失宁而为。

处方：川黄连4克，法半夏10克，石菖蒲12克，丹参15克，川芎10克，赤芍12克，苦参12克，功劳叶10克，煅龙骨25克，煅牡蛎25克，熟酸枣仁15克，娑罗子10克。

连服7剂，患者证情稍减，仍自觉心跳快，心烦寐差早醒，苔脉同前。前方中加入陈皮6克、炒竹茹6克。三诊时证情显减，自觉心慌有时发作，但程度较前大为减轻，心中仍觉有下沉感，夜寐改善，动则易汗，口干饮水较多，食纳知味，苔黄薄腻、舌质暗红，脉细涩而数。周老师告知，此乃气阴两虚为本，痰热内扰、心营不畅未尽。

处方：太子参15克，麦冬10克，炒玉竹10克，炙甘草5克，五味子4克（杵），煅龙骨25克，煅牡蛎25克，川黄连5克，莲子心3克，熟酸枣仁15克，功劳叶10克，炙远志5克，丹参12克，苦参10克，法半夏10克。

再诊时患者诸证皆平，此后多次复查心电图未见心律失常，常以生脉散为主加味调治,证情未再反复。

【诊疗心法要点】验案1:此患者虽为青年,但久居机关,伏案工作,劳心伤神,病延年余,遇劳诱作,虽没有"叉手自冒心,心下悸,欲得按"的典型表现,但辨证仍属"心悸"虚证。周老师认为本证乃阴阳失调、气阴不足,治宜阴阳并调、养心安神,选桂枝甘草龙骨牡蛎汤合生脉散为主加味施治。方中炙桂枝、炙甘草温补心阳,生龙骨、生牡蛎潜镇安神,潞党参、麦冬、五味子、炒玉竹益气养阴,熟酸枣仁、合欢皮养心安神。《伤寒论》桂甘龙牡汤中甘草用量倍于桂枝,重在资助中焦,使阴阳之气交通中土。本例患者病机重在心中阴阳不调,故而周老师所用甘草药量不及桂枝,但已超过常量,取意为桂枝入心温阳,配以甘草补虚益气,桂枝配甘草则温而不热,所以能益阳而不致发汗,辛甘合用,阳气乃生,使心阳得复,反映了周老师继承不泥古、发扬不离宗的治学精神。

验案2:周老师对患者畏寒肢冷,大便不实,腹泻后早搏易作,面色欠华,舌质淡等症状进行辨证分析乃属脾阳虚弱所为。中土阳虚,子病累母,心失所荣,故而心慌心悸阵作、脉来结代。全方以炙桂枝、制附片为君,温运脾阳,振奋心阳,潞党参、炙甘草益气补中,焦白术健脾燥湿,炮姜温中祛寒,寓意桂附理中是也。心为君主之官,脏腑功能失常皆可导致心病。周老师临证注重望、闻、问、切四诊,强调整体辨证,全面衡量,不局限于心律失常仅仅就属中医之心病。本例患者悸在心中,而治在中阳,温脾而宁心,实为母病治子、上病下取之妙,反映了周老师整体观的辨证思路。

验案3:周老师认为,心律失常(心悸)之病机有虚实之分,常为虚实夹杂、本虚标实。初诊时病机重在心经郁热、心神被扰,但热可灼津炼液成痰,痰阻脉道滞血成瘀。诊察患者面色油光多脂及苔脉异常,辨证有痰瘀同证、心脉阻滞之病机存在,故治疗上参入了痰瘀同治之法,以陈皮、法半夏、炒竹茹、炙远志、石菖蒲等化痰药,与丹参、川芎、赤芍等活血药为伍,痰化则气机调畅,有利于活血,瘀去则脉道通畅,而有助于痰清。周老师同时对扶正补虚、养心通脉之治本之道十分重视,此即"不治痰而痰化,不治瘀而瘀去"之意。当标邪渐祛之时,周老师更为注重养心治本,以冀气血冲和、心脉流畅,而无生痰停瘀之患。对此例验案,吾辈感悟周老师临证十分重视察舌切脉,因舌为心之苗,心之外象可从舌诊上表现;心主血脉,血行脉中,"脉者血之府"。以苔脉为主,合参四诊,则痰瘀同证昭然。反映了周老师辨治顽固性心律失常,注重标本缓急、虚实主次,强调标本兼顾、分期图治的学术思想。(顾宁 2001 年第 2 期《中医教育》)

颜德馨验案 1 则

验案

某男,47 岁。1998 年 3 月 2 日初诊。患顽固性心律失常 3 年,呈室性早搏、二联或三联律。24 小时动态心电图示:室性早搏,24 小时40 070次,最多 1 小时 2 624 次;超声心电图示:升主动脉扩张。服大量西药治疗无效。诊见:胸闷、心悸惕惕然,头晕肢倦,手足不温,少寐,舌红、苔白腻,脉沉细、结或代。西医诊断:冠心病;心律失常;室性心律失常。中医诊断:心悸,证属阳虚心气不足为本,气血瘀滞为标。治宜温阳益气,化瘀通络。

处方:附子、炙甘草、五味子各 6 克,丹参、蒲黄(包煎)各 15 克,麦冬、川芎、薤白各 9 克,黄芪、煅龙骨、煅牡蛎各 30 克,桂枝 3 克。每天 1 剂,水煎服,连服 21 剂。

二诊:诸证明显好转,面亦有润泽,胸前区时有堵塞感,口干苦而不思饮,少寐,舌淡紫、苔白,脉沉迟。以前方酌加健运脾胃之品,盖脾统四肢,土旺则诸脏可安也。上方附子用 9 克,加苍术、白术、茯神、远志各 9 克,小麦 30 克,石菖蒲 6 克。

服 2 个月后三诊:诸证大减,神清气爽,多次复查心电图均正常。

【诊疗心法要点】颜老师认为,心血管疾病多为气血失调所致的本虚标实证。因心居阳位,为清阳之区,诸阳皆受气于胸中,阳气为人一身主宰,得之则明,失之则不明,若心阳不振或心阳虚衰,则无以温煦，心脉失养，而见虚实证。若心气不足，推动血运无力，则可出现心血瘀阻证。情志不调，饮食失常，外邪侵袭，脏腑经络受损，痹阻阳气，甚则阳气衰败，津液无以敷布，血液运行不畅，而水液停聚，瘀血形成，日久出现阳气衰微及痹阻证。依据衡法治则，当以调和阴阳，平衡气血，扶正祛邪为法，采用温运阳气，活血化瘀，为治疗心血管疾病重要治法。

本例心律失常属中医学心悸范畴。《诊家枢要》云："阴胜阳亏之候，为寒，为不足。"治以温通心阳，益气活血为法。方以参附汤、生脉散、桂枝加龙骨牡蛎汤等方施治，并加石菖蒲引药入心。虽舌红用附子，但方中炙甘草、麦冬、煅龙骨、煅牡蛎等可制附子之刚燥。得效后守法续进，增强温阳之力，合健运中焦，护养心神之法而奏全功。颜老师治疗本病在温阳基础上加黄芪、蒲黄益气化瘀，使脾运健，瘀血通，心神宁而心悸愈。（王昀，颜乾麟，孔令越，等 2005 年第12 期《新中医》）

裘沛然验案 1 则

验案

卢某，男，44 岁。1995 年 3 月 6 日初诊。主诉：心悸、胸痛 3年，早搏频发半年。现病史：患者 3 年前患重感冒后，即出现胸闷胸痛，心悸不适。心电图检查提示：心律不齐。诊断为心肌炎后遗症。嗣后常觉胸脘痞闷、心前区疼痛、心悸不宁，每于午后或晚上加重，曾服多种中西药物均无效果。近半年来，早搏发作次数明显增多，而且发作时间延长。伴烦躁不安，睡眠不宁，神疲乏力，气短口干，胃脘时痛时胀，胃纳欠佳，容易出汗。舌质偏红、苔薄腻，脉结代。证属心阳不振、心阴亦亏，且脾胃失健。治宜益气养血、滋阴通阳、养心和胃。

处方：炙甘草、潞党参各 20 克，麦冬、高良姜、制香附、广郁金各15 克，川桂枝 18 克，干地黄、龙骨（先煎）、牡蛎（先煎）各 30 克，川黄连、白檀香各 10 克，焦山楂、焦神曲各 12 克，丹参 24 克。

10 剂后，患者胸口疼痛消除，精神大为振作，胃脘胀痛、心胸烦闷均明显减轻。心电图检查示心律正常。苔腻较前化退，脉象细弦。上方去龙骨，加石菖蒲 12 克、降香 10 克，再予 10 剂。

三诊时患者诸恙悉见缓解，心胸痛闷均除，睡眠安稳，心烦减轻，乃嘱前方再服 10 剂，以善其后。

【诊疗心法要点】本例患者因病毒性心肌炎后遗症，出现心律不齐，早搏频见，并伴有胸闷胸痛，病程已达 3 年之久。裘老师认为阴血不足、阳气不振是其主要原因。阳气虚弱，推动无力，则气血流行不畅，如此则病越久而证越重。故在遣方用药中，炙甘草、川桂枝、潞党参、干地黄、丹参等用量颇大，以此来调节心之气血阴阳，药专力宏，故仅服 20 多剂，而使数年病痛终于消除。方中炙甘草、潞党参补心气；川桂枝通心阳；干地黄、麦冬、丹参滋养阴血、通利血脉；其中丹参配白檀香、广郁金又具理气活血宽胸作用；龙骨、牡蛎重镇安神定悸；川黄连清心除烦，与温中理气的高良姜、制香附合用，是针对胃脘不适、时痛时胀、胃纳欠佳而设；焦山楂、焦神曲消食和中开胃。复诊时增添降真以散瘀止痛；石菖蒲宣通心气，兼有涤痰之功。诸药同用，而收良效。（王庆其，李孝刚，邹纯朴，等 2011 年第 7 期《浙江中医杂志》）

快速性心律失常妙方

郭文勤验方 1 则

验方：心宁胶囊

【方药组成】党参、黄芪、生地黄、牡丹皮、苦参、黄连、五味子、青礞石等。

【功效】宁心安神、益气养阴、清热镇惊。

【主治】顽固性室性早搏。

【方义】其中生地黄、牡丹皮滋阴养血、清热生津,苦参清热泻火,五味子养阴敛神,黄连清心热,黄芪补益心气,青礞石下气消痰、平肝镇惊、重镇安神。药理证明:黄芪有提高机体免疫力及人体抗病能力、扩张冠状动脉、增强心肌收缩力的作用,党参能增强心肌收缩力、提高机体免疫力,苦参能减少房、室性早搏;黄连中主要含有小檗碱,具有心脏正性肌力和负性频率作用。牡丹皮活血化瘀,同时清热凉血,能缓解党参、黄芪辛燥之性,防止其化热伤阴;诸药相伍,共奏宁心安神、益气养阴、清热镇惊之功,恰和病机,中西合璧,标本同治,故收效满意。(孙元莹,郭茂松,郭文勤 2007 年第 1 期《实用中医内科杂志》)

李振华验方 3 则

验方 1:李氏养阴益心汤

【药物组成】红参、麦冬、生地黄、阿胶、桂枝、丹参、茯神、酸枣仁、石菖蒲、生龙齿、炙甘草。

【功效】益气养阴,安神定悸。

【主治】室性早搏气阴亏虚型。

验方 2:李氏豁痰宁心汤

【药物组成】橘红、半夏、茯神、石菖蒲、酸枣仁、枳实、龙齿、知母、丹参、全栝楼、薤白、白术、炙甘草。

【功效】健脾豁痰,宁心安神。

【主治】室性早搏痰浊扰心型。

验方 3:李氏理气安神汤

【药物组成】当归、白芍、山药、茯神、柴胡、香附、郁金、石菖蒲、龙齿、丹参、酸枣仁、檀香、知母、枳壳、甘草。

【功效】疏肝理气,安神宁心。

【主治】室性早搏肝郁伤神型。

【临床加减】兼血瘀证症见心胸疼痛、入夜为甚、痛引肩背、舌质暗、有瘀斑者,可酌加红花、桃仁、川芎、赤芍;气虚较甚者,加黄芪;纳差者,加焦山楂、焦麦芽、焦神曲。服用汤剂,7天复诊1次,4周为1个疗程。

【诊疗心法要点】室性早搏归属于中医学"心悸""怔忡"范畴,其久病多因气血失调,脏腑阴阳失衡,最终导致心神不宁而心悸不休。单纯运用活血化瘀、补气养血、滋阴温阳之剂往往效果不明显,若从和法入手,在补不足、泻有余、扶正祛邪中,始终有调和之意,进而辨证组方用药,可收独特疗效。在证治分类方面,李老师根据数十年的临证体会,将本病分为气阴亏虚、痰浊扰心、肝郁伤神3种证型论治。其治疗特色在于对气阴亏虚型之心悸,在养阴补气药中加入少量桂枝以助红参、炙甘草益气通阳,且调和阴阳,但用量不宜过多,否则阳盛而阴愈虚;痰湿阻滞可使气血运行紊乱而致心悸,治以健脾豁痰为主,佐以理气安神之品以"和"之;肝郁伤神可致气血失和而心悸,当疏肝理气以调和气血为主,佐以安神宁心之品以"和"之。李老师认为:无论气阴亏虚、痰浊扰心,或肝郁伤神各型,均加丹参活血养血,通行血脉,体现了以"和"为期的学术思想。至于兼有心血瘀阻证候者,则将其作为兼证治疗,加用川芎、红花等活血通脉之品。临证运用时不仅患者的心悸症状有明显改善,患者的失眠、乏力、忧思郁怒等伴随症状也烟消云散,整体状况明显好转。(韩景辉2014年第2期《中医研究》)

裴正学验方2则

验方1:桂川合剂

【方药组成】桂枝、葛根、党参、麦冬各10克,川芎、五味子、甘草各 6 克,丹参 20 克,紫石英、生龙骨、生牡蛎、灵磁石、珍珠母各 15 克。

【主治】快速性心律失常。

【加减应用】兼见烦躁易怒、惊恐不安、失眠多梦者,原方加生龙骨、生牡蛎、炒酸枣仁、柏子仁各 15 克,制乳香、制没药各 3 克,龙眼、山茱萸各 10 克;癔病引起者,方用柴胡加龙骨牡蛎汤加味。

验方 2:炙甘草汤加味

【方药组成】炙甘草、麦冬、生地黄、丹参、苦参各 20 克,桂枝、阿胶(烊化)、党参、麻子仁、五味子各 10 克,干姜 6 克,大枣 4 枚。水煎分服,每日 1 剂。

【功效】益气养阴。

【主治】快速性心律失常。

【加减应用】兼见虚烦不眠、口舌生疮、惊悸多梦者,上方加黄连、朱砂(分冲)各 3 克;兼见失眠多梦、疲乏无力、少气懒言、食欲不振者,上方加黄芪 30 克、远志 6 克、炒酸枣仁 15 克;外感后惊悸多汗、全身酸困者,原方加白芍 20 克;兼见胸前区憋闷不适,舌紫暗有瘀斑、脉沉细者,上方合冠心 2 号(丹参、赤芍、川芎、红花、降香)。

(李文福 2001 年第 6 期《湖北中医杂志》)

方和谦验方 1 则

验方:滋补汤加减

【方药组成】四君子汤合四物汤去川芎,加官桂、木香、大枣。

【功效】益气养血、养心安神、健脾和中。

【主治】心悸。

【加减应用】脾胃不足者加生炙黄芪、黄精、炒谷芽益气健胃;脾肾阴虚者加枸杞子、麦冬、玉竹滋阴补肾;脾肾阳虚者加附子、干姜、细辛、巴戟天等温阳益肾;如出现心衰征象者则予红参回阳救逆。

(高剑虹 2006 年第 2 期《北京中医》)

心 悸

心悸是指心之气血阴阳亏虚，或痰饮瘀血阻滞，致心神失养或心神受扰，出现心中悸动不安甚则不能自主的一种病证。临床一般多呈发作性，每因情志波动或劳累过度而诱发，且常伴胸闷、气短、失眠、健忘、眩晕等症。按病情轻重分为惊悸和怔忡。

《黄帝内经》虽无心悸或惊悸、怔忡之病名，但已认识到心悸的病因有宗气外泄、心脉不通、突受惊恐、复感外邪等。如《素问·平人气象论》曰："惊则心无所倚，神无所归，虑无所定，故气乱矣。"《素问·痹论》亦云："脉痹不已，复感于邪，内舍于心""心痹者，脉不通，烦则心下鼓。"并对心悸脉象的变化有深刻认识，记载脉律不齐是本病的表现。《素问·平人气象论》说："脉绝不至曰死，乍疏乍数曰死。"这是认识到心悸时严重脉律失常与疾病预后关系的最早记载。心悸的病名，首见于汉张仲景的《金匮要略》和《伤寒论》，称之为"心动悸""心下悸""心中悸"及"惊悸"等，认为其主要病因有惊扰、水饮、虚劳及汗后受邪等，并记载了心悸时表现的结、代、促脉及其区别，提出了基本治则，并以炙甘草汤等治疗心悸。元代朱丹溪认为心悸的发病应责之虚与痰，《丹溪心法·惊悸怔忡》："惊悸者血虚，惊悸有时，从朱砂安神丸。""怔忡者气虚，怔忡无时，血少者多，有思虑便动属虚，时作时止者，痰因火动。"明·虞抟《医学正传·惊悸怔忡健忘证》曰："怔忡者，心中惕惕然动摇而不得安静，无时而作者是也；惊悸者，蓦然而跳跃惊动，而有欲厥之状，有时而作者是也。"对惊悸、怔忡的区别与联系有详尽的描述。清代王清任重视瘀血内阻导致心悸怔忡，《医林改错》中记载用血府逐瘀汤治疗心悸每多获效。

心悸医案

段富津验案 3 则

验案 1

宋某,女,50 岁。2009 年 9 月 24 日初诊。主诉:心悸 1 月余,气短乏力,多梦易醒,偶左后背痛。舌质暗、边有瘀点,脉沉滑无力。诊其气短不足以息,言语轻微无力。当以益气温阳,养血安神之法。方用保元汤合天王补心丹加减。

处方:黄芪 20 克,人参 20 克,甘草 20 克,茯苓 20 克,当归 15 克,柏子仁 20 克,酸枣仁 20 克,蜜远志 10 克,五味子 15 克,丹参 15 克,煅龙骨 30 克,煅牡蛎 30 克。5 剂,水煎服,每日 1 剂,早晚分服。

二诊(9 月 29 日):心悸好转,气息尚可,言语有力,左后背时痛。上方加玄参 15 克。7 剂,水煎服,每日 1 剂,早晚分服。

10 月 6 日患者特来相告,一切如常,心不悸,无短气,背不痛,遂嘱其停药。

验案 2

陆某,女,38 岁。2009 年 5 月 7 日初诊。主诉:时心悸,健忘眠差,体倦食少,乏力。月经量多,经期长至 9 天。舌略淡,脉缓,时结代。视其面色萎黄,面容倦怠,为心脾气血两虚证。宜益气补血,健脾养心。方用归脾汤加减。

处方:黄芪 20 克,人参 20 克,甘草 20 克,当归 15 克,茯苓 20 克,炒酸枣仁 20 克,木香 10 克,龙眼肉 15 克,蜜远志 10 克,柴胡 10 克。7 剂,水煎服,每日 1 剂,早晚分服。

二诊(5 月 14 日):偶有心悸,食尚可。舌质淡,脉缓。上方去

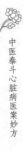

木香;加陈皮15克、柏子仁20克。7剂,水煎服,每日1剂,早晚分服。

三诊(5月21日):无明显不适症状,遂嘱其停药。

验案3

宁某,女,58岁。2009年2月2日初诊。主诉:心悸,头晕,恶心,汗出,眠差。舌微红,脉沉滑无力。患者表现为胆怯易惊,是胆郁痰扰之证。宜理气化痰,和胃清胆。方用温胆汤加减。

处方:竹茹15克,半夏15克,陈皮15克,茯苓20克,炙甘草10克,蜜远志10克,枳实15克,天麻15克,石斛15克,蜜枇杷叶15克,生姜5片。7剂,水煎服,每日1剂,早晚分服。

二诊(2月9日):仍心悸,头晕、恶心症状减轻,汗出减少,眠差。舌微红,脉沉滑无力。上方加人参15克、酸枣仁20克。7剂,水煎服。每日1剂,早晚分服。

三诊(2月16日):心不悸,无头晕、恶心症状,时有汗出,眠差。上方去竹茹、天麻、石斛;加熟地黄20克、五味子20克。7剂,水煎服。每日1剂,早晚分服。

四诊(2月23日):无明显不适症状,遂嘱其停药。

【诊疗心法要点】心悸又作惊悸,是指患者自觉心中急剧跳动,惊慌不安,不能自主,或脉见三五不调的一种证候。心悸常因情绪激动、惊恐、劳累而诱发,时作时辍,发无定时,不发时一如常人,其证较轻,但应尽早治疗,否则,悸时久不愈,可发展为怔忡。

验案1:方用保元汤(人参、黄芪、甘草)大补元气,方中人参、黄芪、甘草相配伍,黄芪固表气,人参补里气,甘草补中气,有"芪外参内草中央"之妙用,能补一身之气。而天王补心丹中当归、丹参补养心血;玄参、茯苓补心气、滋心阴;柏子仁、酸枣仁、蜜远志、五味子养心安神。煅龙骨、煅牡蛎可滋阴安神。

验案2:此证为心脾气血两虚证。应当益气补血,健脾养心。方用归脾汤加减。方中用人参、黄芪、甘草益气健脾,以助气血生化之源;当归、龙眼肉补心血;炒酸枣仁、蜜远志养心安神;木香理气醒脾,补而不滞。

验案3:本证多因胆气不足,情志不遂,胆失疏泄,气郁生痰,痰浊内扰,胆胃不和所致。胆为清净之府,喜宁谧而恶烦扰。若胆为邪扰,则胆怯易惊、心烦不眠、心悸不安。方用温胆汤加减。方中竹茹甘而微寒,清热化痰,除烦止呕;半夏辛温,燥湿化痰,和胃止呕;陈皮辛苦温,理气行滞,燥湿化痰;枳实辛苦微寒,降气导滞,消痰除痞;茯苓健脾渗湿,以杜生痰之源;加生姜调和脾胃,且能兼制半夏毒性;炙甘草调和诸药。综合全方温凉兼进,不寒不燥,理气化痰以和胃,胃气降则胆舒,痰去则胆无邪扰,如此则诸证自愈。(李志强,李淑枫,陈宝忠,等2013年第4期《中医药信息》)

王自立验案1则

验案

某男,45岁。2012年5月14初诊。主诉:阵发性胸闷、心慌、气短1年。1年前患者无明显诱因出现胸闷、心慌、气短,外院诊断为心律失常,此后间断发作,小腹胀痛,血脂偏高,既往饮酒多,纳可,大便时稀,1天2~3次,汗多,四末凉,夜间手时麻,焦虑,舌尖红、苔薄腻,脉沉弦。西医诊断:冠心病,窦性心律不齐;中医诊断:心悸,证属心阳不振。治宜温补心阳,给予桂枝、附子加龙骨牡蛎汤。

处方:黄芪30克,桂枝10克,白芍10克,生龙骨、生牡蛎各30克(先煎30分钟),制附片10克(先煎30分钟),炙甘草10克,生姜5片,大枣6枚。

服上方10剂后,患者复诊诉胸闷、心慌、气短症状减轻。效不更方,继续原方调服20余剂,复查心电图示:心律齐。

【诊疗心法要点】本例患者因饮食不节,嗜酒过度,致使痰瘀阻滞心脉,使心脉失养,病久心血耗伤,阳气不足,心阳浮越,病为本虚标实、虚实夹杂之证,治以扶正祛邪,调和阴阳。王老师选用桂枝加

131

龙骨牡蛎汤治疗,方中桂枝调和阴阳、温通心阳;白芍、炙甘草、生姜、大枣补脾益气,滋养血脉,使阴津充而上奉以养神,则阳有所附,此为调和阴阳治本之法;生牡蛎、生龙骨育阴潜阳、宁心安神;制附片增强温阳之力。诸药合用,则标本兼顾,使阳气复,阴阳平,悸自止,心自安,病症除。(卢永锋,王煜,郭乾乾,等 2014 年第 3 期《中医研究》)

🪷 心悸妙方

徐经世验方 4 则

验方 1:健脾养心安神方

【方药组成】黄芪 20 克,当归 12 克,党参 12 克,白芍 10 克,白术 10 克,茯神 10 克,酸枣仁 20 克,绿萼梅 20 克,炙甘草 6 克,桂枝 12 克。

【功效】补心脾,益气补血,宁心安神。

【主治】心悸心脾两虚。症见心悸,面色不华,头晕,夜寐不安,倦怠乏力,纳差,甚则便溏,舌质淡,脉象细弱,或缓、结、代。

【方义】此方重在补心脾、宁心神,依五行生克规律,佐绿萼梅疏肝理气,稍佐桂枝温心阳、通心络,引药直达病所。

【加减应用】若阴虚甚可加用麦冬、阿胶、地黄;阳虚可加大桂枝量,酌加制附片;失眠多梦,加用合欢皮、夜交藤、五味子、柏子仁等;纳呆腹胀,加陈皮、建曲、鸡内金、枳壳健脾助运。

验方 2:养肝清心宁神汤加减

【方药组成】酸枣仁 20 克,知母 10 克,川芎 10 克,茯神 10 克,生地黄 10 克,当归 12 克,牡丹皮 8 克,淡竹叶 8 克,白术 10 克,琥珀

3克,甘松12克,生甘草5克。

【功效】养肝清心安神。

【主治】心悸阴虚火旺。症见心悸,易惊善恐,心烦不寐,易怒,烦热、口干、便结,腰酸膝软,舌红,脉促、数等。

【方义】该方酸枣仁汤合六味地黄丸中的三补药物。补肝肾养肝体,疏肝理气,清心除烦,佐以琥珀重镇安神,甘松疏肝降逆,除烦安神。

【加减应用】肾阴虚亏,虚火妄动加龟板、熟地黄;阴虚兼有瘀热者,加赤芍、牡丹皮、桃仁、红花等清热凉血,活血化瘀。

验方3:琥珀黄连温胆汤加减

【方药组成】琥珀3克,黄连6克,法半夏10克,陈皮10克,茯神20克,竹茹12克,蒲公英20克,枳壳12克,生甘草5克。

【功效】清热化痰,宁心安神。

【主治】心悸痰热上扰。症见心悸时作时止,失眠多梦,口干苦,便秘溲赤,舌红或暗红、苔黄腻,脉滑数或促。

【方义】黄连温胆汤清热化痰,琥珀镇惊安神,兼活血祛瘀,剂量可随证加减。

【加减应用】大便秘结,加用大黄;心悸重者,加珍珠母、磁石重镇安神;火郁伤阴,加麦冬、玉竹、生地黄;脾虚者加党参、白术、谷芽、麦芽益气醒脾。

验方4:活血宁神汤加减

【方药组成】桃仁12克,红花8克,川芎12克,丹参15克,生地黄12克,薤白8克,龙骨20克,甘草3克。

【功效】活血化瘀、理气通络安神。

【主治】心悸心络瘀阻。症见心悸不安,胸闷不舒,心痛时作,痛如针刺,舌质紫暗或有瘀斑,脉涩或结或代。

【方义】全方以活血化瘀为主,兼以行气。活血而不耗血,祛瘀又能生新,薤白入心经,理气通阳,引药直达病所,龙骨重镇安神。

【加减应用】兼气滞者,加柴胡、枳壳;气虚加党参、黄芪;血虚加当归、熟地黄、何首乌;阴虚加麦冬、玉竹、五味子;阳虚加附子、肉桂;痰瘀互结加栝楼、半夏等。(丁碧云2011年第1期《中西医结合心脑血管病杂志》)

风湿性心脏病

　　风湿性心脏病简称风心病,是指由于风湿热活动,累及心脏瓣膜而造成的心脏病变。表现为二尖瓣、三尖瓣、主动脉瓣中有一个或几个瓣膜狭窄和(或)关闭不全。本病多发于冬春季节,寒冷、潮湿和拥挤环境下,初发年龄多在5~15岁,复发多在初发后3~5年。据研究结果表明:其中单纯二尖瓣病变46.7%,为比例最高,然后依次为二尖瓣合并主动脉瓣,单纯主动脉瓣,三尖瓣和肺动脉瓣。病变主要是瓣膜的边缘和基底部发生水肿、渗出,并逐渐扩大到瓣膜全部,甚至累及腱索和乳头肌,使瓣膜交界区的瓣叶融合、腱索融合与缩短以及瓣叶的纤维化、僵硬、卷曲与钙化,从而导致瓣膜开口狭窄或关闭不全等。瓣膜狭窄:瓣膜交界粘连,增厚、变硬,不能完全开放,瓣膜口小,阻碍血液正常流动。瓣膜关闭不全:腱索和乳头肌增生、缩短、硬化,瓣膜不能完全闭合,血液反流。

◈风湿性心脏病医案

邓铁涛验案1则

验案

　　杨某,女,52岁。因反复胸闷、心悸30余年,加剧伴胸痛1个月,于1999年12月20日入院。患者于30年前开始出现胸闷,气促,反复发作。近10年来诸证逐渐加剧。1个月前,去北方受凉后,胸闷、气促加剧,稍走动即发。伴夜间阵发性胸痛,端坐呼吸,遂入我院。查体:神清,疲倦,贫血貌,营养欠佳,端坐呼吸。心率68次/

分,律齐,二尖瓣、主动脉瓣、三尖瓣听诊区可闻及Ⅲ～Ⅳ级收缩期杂音。肝大,胁下两指,肝颈静脉反流征阳性,双下肢轻度水肿。心电图:频发房性早搏。心肌劳损。X线检查示:心影向两侧增大。心脏彩色B超示:中重度主动脉瓣狭窄并轻度关闭不全;中度二尖瓣狭窄并轻中度关闭不全;轻度肺动脉高压。冠状动脉造影示:冠状动脉无异常,主动脉瓣重度反流。入院诊断:西医诊断为风湿性心脏病,联合瓣膜病变、心功能不全;中医诊断为心衰,证属气血两虚。入院后,拟行手术治疗,但因患者一般情况较差,故请邓老师会诊进行术前准备。诊见:患者精神疲倦,面色萎黄,动则气促、心悸,纳差,夜寐不安,小便可,大便干结,双下肢轻度水肿,唇色暗红,舌暗淡、苔白微腻,脉沉细尺弱。月经量多,色淡,经期延长。邓老师分析:本病按八纲辨证属里证。属先天禀赋不足,气血两虚,病位在心、脾、肾。心居胸中,为阳中之阳。心主血脉,靠心气的推动,血液方能如环无端地周流全身。患者肾气不足,致心瓣膜受损,心气亏虚,不能把所有回心血液搏出,全身循环血液减少,表现为心阳亏虚,产生气促、神倦、心悸等症。日久"母病及子",进而表现为脾气亏虚。脾虚运化无力则纳呆,面色萎黄;脾气虚不能统血,故月经量多。以八珍汤加减。

处方:西洋参12克(另炖),党参24克,当归15克,川芎10克,白芍15克,熟地黄24克,茯苓12克,艾叶10克,阿胶10克(烊化),白术12克,炙甘草6克,砂仁6克(后下)。

方中重用西洋参以补气健脾,为君药。辅以八珍汤以气血双补,为臣药。佐以艾叶温阳益气,阿胶滋阴补血。砂仁行气醒脾,以防诸药之碍脾之弊。纵观全方,气血双补而兼顾阴阳,共奏补而不滞之功。患者服上方6剂后,精神见好转,纳增,无气促,偶发心悸。夜寐安,二便调,双下肢水肿消,舌质淡、苔薄白,脉沉细。于2000年1月12日行主动脉瓣加二尖瓣替代术。术后患者一般情况好,于2000年3月3日出院。

【诊疗心法要点】历来认为风湿性心脏病属器质性病变,中医药难以奏效。然而邓老师以其丰富的临床经验,为诸多一般情况较差

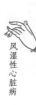

的患者争取到了手术时间,为中医治疗此类疑难病证开辟了新的思路。(葛鸿庆,赵梁,郝李敏2002年第1期《吉林中医药》)

李士懋验案1则

验案

张某,男,65岁。2004年3月初诊。心悸、喘促、咯红色泡沫痰3天。患者原有风湿性心脏病8年,长期服用强心、利尿药物及对症治疗,近来自觉病情加重。症见心悸不宁,喘促不得卧;倦怠乏力,畏寒肢冷,食欲不振,头晕恶心,尿少腹胀而不敢饮;舌体胖大、舌质暗、有瘀斑、苔白,脉弦滑数,按之无力。查体:面色苍灰,颈静脉怒张;心界向左右增大,心尖部可闻及双期杂音,向左腋下传导,双肺底可闻及细湿啰音;肝肋下8厘米,腹水征(-),双下肢浮肿。西医诊断:风湿性心脏病(二尖瓣狭窄并关闭不全、左心增大:心衰Ⅲ级);中医诊断:心悸、喘证、水肿。四诊合参,证属心肾阳衰、血瘀水停、上凌心肺。治宜温阳益气、泻肺平喘、化瘀利水。方用参附葶苈汤加减。

处方:红参8克(另煎),炮附子10克(先煎),葶苈子15克,桂枝10克,炙甘草10克,茯苓10克,泽泻12克,泽兰9克,丹参15克,桃仁10克,红花10克,生姜3片,大枣5枚。另:服三七粉1克,琥珀粉1克,每日2次。

服药3剂后,患者尿量增加,浮肿渐退,胸闷心悸、咳嗽喘息、咯泡沫痰皆缓解。药已中的,原方附子加至15克,续服14剂后,症状体征基本消失。后西药改为维持量,中药随证加减,2天或3天服1剂,跟踪观察2年,病情稳定。

【诊疗心法要点】李老师认为附子应用的指征为心之阳气不足引起的心之所主功能及其所主志、液、窍、华等的病理改变:①脉。沉细无力,或沉微,或沉微欲绝,或沉迟,或数而无力,或结代,或三五不调等阴脉。②舌。舌质淡,或淡嫩,或胖嫩,或淡润胖嫩等。③

137

汗。汗多,汗后身有冷感,或手心汗多,但四肢发凉,或欠温。④面色。面色苍白。⑤神志。倦怠、嗜卧、但欲寐,神疲乏或神志时明时昧等。临证若见上述一二项即可使用附子。心阳不振,轻者用桂枝甘草汤。桂枝甘草汤是温心阳的祖方,使用指征为心悸,或兼胸闷、胸痛;寸脉不足。桂枝与甘草剂量比例为4:2。心阳虚重者,用桂枝加附子汤,或桂枝去芍药加附子汤。附子用量一般为12~15克,重者30克、40克或60克。胸痛甚者,加炙川乌10~15克。阳虚夹饮者,用苓桂术甘汤,阳虚重者加附子。肾寒,水气上凌者,可选用真武汤,其使用指征为脉阳弦尺弱,舌淡,或暗红。阳虚寒凝者,用麻黄附子细辛汤,其使用指征为脉迟、涩、结、代;胸闷气短,甚则胸痛彻背,遇冷则心痛加剧。

本案为心肾阳虚重症,用炮附子配红参、葶苈子为基本方,方中红参为"虚劳内伤第一要药",能补五脏之虚,尤善大补元气,挽救虚脱,《本草经疏》言其能"回阳气于垂绝,却虚邪于俄顷";炮附子为"回阳救逆第一品药",能温五脏之阳,以振奋衰颓心肾之阳为主,助心阳以通脉,补肾阳以益火,挽救散失之元阳,避免亡阳厥脱之变,《本草汇言》言其"凡属阳虚阴极之候,肺肾无热证者,服之有起死之殊功";葶苈子泻肺中痰涎水饮,《本草纲目》言其"肺中水气愤郁满急者,非此不能除",《开宝本草》言其"疗肺壅上气咳嗽,定喘促,除胸中痰饮"。但葶苈子"通利邪气之有余,不能补正气之不足",虚人慎用。若与红参、炮附子同用,可补泻互济,标本同治,药专力宏,扶正不恋邪气,祛邪不伤正气。(郝宪恩2008年第8期《上海中医杂志》)

唐祖宣验案1则

验案

何某,女,68岁。1995年3月20日初诊。心悸,喘急气急,咳嗽咯血8年余,痰中常带血丝,若劳累复感寒邪后,触发咳喘加重,多略吐鲜血。查体呈二尖瓣面容,心尖搏动短促,有舒张期震颤。听诊心率 82 次/分,心尖区第一心音亢进,第二心音后有开瓣音及舒张期滚筒样杂音。西医诊断为二尖瓣狭窄。症见面色苍白虚浮,咳喘气急,咯吐鲜血,心悸,口舌干燥,小便短赤,大便秘结,5 日未行,舌苔黄腻,脉促无力。X 线检查示:左心房明显增大,肺动脉段突出,左右肺动脉增宽,右心室增大,左心室不大,构成"梨状"心影。超声心动图:M 型超声心动图中,二尖瓣前叶曲线呈"城墙样"改变,前后叶同向。此乃肠道腑气不通,肺失宣降,水留邪郁,久咳伤络则咯血,属寒热错杂之证。治宜清热通腑,回阳固正,兼以止血化痰。

处方:防己 9 克,炙甘草、干姜、制附片各 12 克,葶苈子、椒目、大黄各 6 克,三七 3 克(冲服),茯苓 30 克。

上药浓煎频服,第 2 日咯血减轻,唯痰中仍带有血丝,余证均减,上方又服 4 剂,咯血止,咳喘亦减,后以益气养血之品以善其后,喘咳咯血均愈。

【诊疗心法要点】本方证所治之风湿性心脏病咯血乃肺气不通,肺失宣降,水留邪郁,寒热错杂所致咯血。临床常见咳喘气急,咯吐鲜血,心悸,口舌干燥,小便短赤,舌苔黄腻,脉促无力。咯血者重用大黄;兼气虚者加党参;兼阳虚者加附子、干姜。(唐丽 2009 年第 5 期《湖南中医杂志》)

颜德馨验案 1 则

验案

某女,52 岁。1994 年 1 月 6 日初诊。患风湿性心脏病 16 年。近因感冒引发心悸、胸闷、气短、肢肿。诊见:唇绀,心悸不宁,胸闷喘促,咳白色泡沫样痰,面浮肢肿,尿少,腹鸣便溏,完谷不化,舌紫、苔白,脉沉细结代。超声心动图示:二尖瓣狭窄与关闭不全。西医诊断:风湿性心脏病,二尖瓣狭窄与关闭不全,心功能 Ⅲ 级;中医诊断:水肿。证属心阳不振,痰瘀交阻,气机受阻。治宜温运心阳,活血通络。

处方:附子、炙甘草各6克,桂枝3克,小麦、煅龙骨、煅牡蛎各30克,茯苓、酸枣仁、党参、远志、白术各9克,丹参15克,琥珀粉1克(吞服)。每天1剂,水煎服。

二诊:服7剂,心悸明显改善,肢肿消大半,唯关节酸痛,腰部尤甚,舌淡、苔薄,脉细稍数。证属阳气初复,血瘀未消,原方续服1周。

三诊:诸证渐消,偶有肢痛,少寐,舌淡、苔薄,脉细缓。仍以原方加减。

处方:附子(先煎)、威灵仙、酸枣仁、远志、当归、党参、茯神、苍术、白术各9克,桂枝6克,干姜24克,黄芪30克,炙甘草、木香各3克。服21剂,心气通畅,心血得养,诸证皆除。

【诊疗心法要点】颜老师认为,心血管疾病多为气血失调所致的本虚标实证。因心居阳位,为清阳之区,诸阳皆受气于胸中,阳气为人一身主宰,得之则明,失之则不明,若心阳不振或心阳虚衰,则无以温煦,心脉失养,而见虚实证。若心气不足,推动血运无力,则可出现心血瘀阻证。情志不调,饮食失常,外邪侵袭,脏腑经络受损,痹阻阳气,甚则阳气衰败,津液无以敷布,血液运行不畅,而水液停聚,瘀血形成,日久出现阳气衰微及痹阻证。依据衡法治则,当以调和阴阳,平衡气血,扶正祛邪为法,采用温运阳气,活血化瘀,为治疗心血管疾病重要治法。

本例风湿性心脏病出现心悸、咳喘、肢肿等症,属中医学水肿范畴。患者久病,阳虚衰,阳虚水泛,气机不利,运化失常而水肿。故治以温运心阳,活血通脉法,使心阳通畅,瘀血消除,心血得养。在温阳基础上,加茯苓、白术、丹参化气利水活血之品,使水湿去,瘀血通则久病得愈。(王昀,颜乾麟,孔令越,等2005年第12期《新中医》)

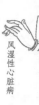

张镜人验案 1 则

验案

徐某,男,26 岁。既往有风湿性心脏病史,胸闷心悸不宁,咽红气急,喉间痰稠,腰酸,大便带溏;舌苔薄、边有齿印,脉濡滑,时见结代脉。证属肺脾两虚,心气亏损。治拟养心健脾,兼佐益肺。

处方:丹参 60 克,炒党参 60 克,太子参 60 克,赤芍 60 克,白芍 60 克,水炙甘草 20 克,南沙参 30 克,北沙参 30 克,苦参片 30 克,炒酸枣仁 60 克,水炙远志 20 克,淮小麦 60 克,广郁金 60 克,炒当归身 60 克,麦冬 30 克,生香附 60 克,紫石英 30 克,茶树根 60 克,北五味 15 克,香扁豆 60 克,炒山药 60 克,建莲肉 60 克(去衣心),炒山楂 60 克,炒神曲 60 克,香谷芽 60 克,生地黄 30 克,熟地黄 30 克,砂仁 15 克,枸杞子 60 克,炒川续断 60 克,桑寄生 60 克,炒杜仲 60 克,墨旱莲 60 克,制何首乌 60 克,水炙桑白皮 60 克,甜杏仁 60 克,炙百部 60 克,旋覆花 60 克,海浮石 60 克。上药浸一宿,武火煎取 3 汁,沉淀沥清;文火收膏时,加入清阿胶 240 克、白冰糖 500 克、大枣 30 枚,熬至滴水成珠为度。每服 1 汤匙,早晚各服 1 次。如遇伤风食滞等症,则暂缓服用。

【诊疗心法要点】心血管疾病病机甚为复杂,发病多与年老体衰、饮食失节、情志不遂、劳逸失度等导致脏腑气机失调、气血阴阳失衡有关,中医辨证多为本虚标实之证。本虚有阴阳气血亏虚的不同,标实则有瘀血、痰湿、阴寒之区别,病机复杂故而适合膏方大方图治。张老师用膏方调治心血管疾病坚持通补兼施的原则,以宣痹通阳、健脾化痰、行气活血、益气养心等方法,针对不同的体质与病症,使补而不腻,通而不损,始终注意保持机体气血通畅与阴阳的平衡。

本患者有风湿性心脏病病史。中医认为本病系外邪反复侵袭人体,久则累及内脏,引起脏腑亏虚,其病情错综复杂,虚实并见。

《素问·痹证》曰："脉痹不已，复感于邪，内舍于心。"心气亏虚，血不养心，则胸闷心悸；痰浊壅盛，肺失宣肃，则气短气急，喉间痰稠；脾胃虚弱，运化失常，则大便带溏；肾虚腰府失养，则腰酸。察其舌脉皆为肺脾两虚、心气亏损之征。故治当养心健脾，兼佐益肺，方用自拟方"四参饮"合生脉饮、安神定志丸。方中丹参、炒当归身、赤芍等和中缓脉，调心血；炒党参、太子参补益心气，其用量轻灵，以免壅塞气机；南沙参、北沙参、苦参片等滋阴泻火，清心热；炒酸枣仁、水炙远志、淮小麦养心宁神，除心烦；广郁金芳香宣达，活血通滞；生香附上行胸膈，开郁散气；紫石英温阳通脉，镇心定惊；茶树根强心利尿，活血降脂；投以香扁豆、炒山药、建莲内、炒山楂、炒神曲等健脾化浊，滋培后天；以枸杞子、炒川续断、桑寄生、炒杜仲、墨旱莲等平补肝肾且不碍胃；以水炙桑白皮、甜杏仁、炙百部、旋覆花等开达上焦，肃降清肺，贯通上下之气机。诸药相合，攻补兼施。润燥相宜，升降通调，相辅相成，其效益彰。（朱凌云，秦嫣2008年第11期《上海中医药杂志》）

心肌炎

心肌炎是指由各种病因引起的心肌肌层的局限性或弥漫性的炎性病变。炎性病变可累及心肌、间质、血管、心包或心内膜。其病因可以是各种感染、自身免疫反应及理化因素。病程可以是急性（3个月以内）、亚急性（3～6个月）和慢性（半年以上）的。在我国病毒性心肌炎较常见。临床表现通常与受损伤心肌的量有关。轻型心肌炎的临床表现较少，诊断较难，故病理诊断远比临床发病率高。

⊗ 心肌炎医案

李士懋验案2则

验案1

某女,23岁。2009年2月23日初诊。主诉心悸3个月。3个月前感冒后出现心悸不安,动则加重,不耐劳累,就诊于某省级医院,查心电图示:窦性心律,V_{1-2}导联T波轻度倒置。心脏超声未见异常血流和异常结构。动态心电图示偶发室性早搏。西医诊断为病毒性心肌炎,给予辅酶Q-10、谷维素、维生素B_1、维生素B_{12}口服。3个月来,症状仍持续存在。目前心悸,不耐劳作,寐浅,纳可,大便干,小便调,脉弦数,舌红苔少。中医诊断为心悸,证属郁火扰心。患者感冒后,余热内复,热扰胸膈,故见心悸不安,懊恼寐浅;郁火灼伤津液,故便干。治宜清透郁火,方予栀子豉汤。

处方:栀子12克,淡豆豉12克。4剂,每日1剂,分两次温服。

二诊(2月27日):诉仍心跳甚,饭后胸憋甚,喜叹气,言多则头

143

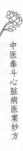

晕,寐差,大便仍干,脉弦数,舌红。

处方:上方加僵蚕12克、蝉蜕6克、姜黄8克、大黄3克、枳实8克、连翘15克,3剂,服法同前,嘱西药全停。

三诊(3月2日):脉舌同上,上证稍减,大便稀,每日2次,上方加干地黄15克,7剂,服如前法。

四诊(3月10日):脉弦略数,舌稍红,大便稀,每日2次,症状大减,心电图窦性心律,正常心电图,未见早搏,予上方3剂继服。

【诊疗心法要点】李老师擅用升降散治疗火郁证。《伤寒论·辨太阳病脉证并治(中)》:"发汗吐下后,虚烦不得眠,若具者,必反复颠倒,心中懊恼,栀子豉汤主之。"一诊患者感冒后,热邪未得宣散,郁遏于胸膈,热邪扰心则心悸烦满、寐差,脉弦主气滞、主郁,数为热,"数而有力为实,数而无力为虚",本证辨证为火热内郁胸膈而扰心,故方以栀子豉汤清热除烦。方中栀子辛开苦降,善能泻胸膈邪热而除烦,且清利小便,使心火从小便得解;辅以豆豉,轻清上行,宣透胸中邪气而除烦,二药相合,胸中之郁热可透达外出。二诊,症状未轻、未汗、未吐、未下利,邪未透初,脉仍弦数,舌仍红,为郁热仍在未得透达,故上方中加入升降散透达郁热。

李老师将升降散加入栀子、豆豉后称为"新加升降散",认为可以同时从上下、内外、表里、前后二阴,开启多条通路,以求祛其壅塞、展布气机、速去郁热而病愈。三诊,症状减,但脉仍弦数,正如《黄帝内经》曰:"诸寒之而热者取之阴,热之而寒者取之阳。"即"寒之不寒是无水也,热之不热是无阳也",故热不去,因热伤阴血,而阴虚内热,故加干地黄,以养阴血,清虚热。四诊,症状大减,而脉仍有数象,为余热未清,故原方再巩固3剂,勿使热复。

总之,辨证中把握脉之"弦数""沉取有力为实"的原则。脉弦主气滞,数为热,弦数主郁热,治宜宣达气机,散透郁热。新加升降散辛开苦降,上透下清,实为清透郁热之得效良方。凡郁热一证,发当急急宣透为妙,切不可一味寒凉、攻下使热邪郁伏,则热入营血,伤阴耗气,甚生逆犯心包之弊。(魏宇澜,王强2012年第5期《环球中医药》)

验案2

裴某,男,23岁,学生。2005年9月18日初诊。患心肌炎4月余。刻下:易疲乏,活动后疲倦感明显,心悸,胸闷,不任衾压;舌嫩且暗红,脉弦细缓。此乃心阳不振,阴霾痹阻清阳之证。

处方:炮附子12克(先煎),桂枝10克,当归12克,云茯苓12克,白术10克,炙甘草6克,白芍10克。

上方加减共服64剂后,疲劳、胸闷已不著,因放寒假,配药而携归。

处方:红参30克,炮附子30克(先煎),干姜10克,肉桂15克,桂枝30克,云茯苓40克,白术30克,黄芪30克,当归30克,川芎20克,巴戟天30克,淫羊藿30克,鹿茸10克,紫河车30克,远志30克。1剂,共为细末,每服1匙,每日2次。

2006年3月4日开学后复诊,其证若失,精力旺盛,活动亦不感胸闷、劳累,面色较前红润,心电图正常,可停药。半年来生活、学习正常。

【诊疗心法要点】附子温振心脾肾诸脏阳气,但以心经为主,故附子又称为中药之"强心剂"。心主血脉、达四末,主神志,开窍于舌,其华在面,其液为汗。心功能正常与否,关键在心中阳气是否充沛。若阳气充沛,则心之功能正常,否则心失其所主。

本例心肌炎,以年轻人多发,其病机虽属火郁、湿热、水饮上凌、心血瘀阻、痰瘀互结等,然阳虚者也不少见,调治难于速效。李老师常用桂枝甘草汤加附子温振阳气,待阳复,方能渐见功效。(郝宪恩2008年第8期《上海中医药杂志》)

郭子光验案2则

验案1

唐某,男,18岁。2002年10月10日诊。因病毒性心肌炎,住

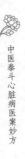

院月余诸证已缓,唯室性早搏不除,且心肌酶持续不减。心累、心悸,偶尔胸痛,动则加重,咳嗽无痰,咽干尿黄。舌瘦红、苔薄黄干,脉细数偶有歇止。辨为气血亏损,余热未尽。治宜益气滋阴,清热凉血。

处方:太子参20克,麦冬20克,五味子12克,丹参20克,玉竹15克,生地黄15克,黄连10克,虎杖15克,栝楼皮10克,炙甘草8克,谷芽20克。

服完12剂,查心肌酶正常,早搏如失,诸证大减。仍以生脉散加黄芪、虎杖、板蓝根、丹参、酸枣仁、生地黄、谷芽善后。2个月后复查,一切正常。

【诊疗心法要点】郭老师擅辨脉之"形、势、位、数"以治心律不齐,临床以脉"数"为纲,分为慢率型与快率型两类。大体慢率型脉象包括迟、缓、涩、结、代、虾游、屋漏脉等,以气阳虚夹瘀滞为基本病机,治当温阳化瘀为主,兼顾寒凝、痰浊等;快率型脉象包括数、疾、促、釜沸、雀啄脉等,以气阴虚夹瘀滞为基本病机,治当益气养阴通脉为主,兼顾阳亢、痰浊等。常用生脉散加黄芪、丹参来针对气虚血瘀这一心律失常的共同病机而颇有良效。但虾游、屋漏、釜沸、雀啄脉以及治疗不能改善的促脉、进行性加重的迟脉等,多预后不良,亦属临证须知。

本案病毒性心肌炎治疗后出现室性早搏不除,心肌酶持续不减,郭老师据"凭脉辨证治疗心律失常",以益气养阴、清热凉血之法,而获良效。

验案2

王某,女,15岁。1984年7月15日诊。感冒1个月,低热不解,渐致心悸、气短、浮肿,诊为病毒性心肌炎、心衰。并见心烦易怒、眩晕、口苦、咽干,时而恶心欲呕,胸闷腹胀,腹泻清稀,小便短少。察其面色㿠白,颜面及四肢浮肿,神清息短。舌苔满布深黄厚滑腻、舌质微红,脉疾促甚,歇止频繁,细弱无力而濡,六部皆然。辨为少阳三焦湿热塞滞,心脾虚极,有大气欲脱之势。首先治以清热除湿,疏利少阳三焦,兼益气以固护心脾。

处方:柴胡 10 克,黄芩 10 克,法半夏 10 克,生姜 10 克,人参 10 克,炙甘草 10 克,大枣 5 枚,茵陈 15 克,郁金 10 克,白豆蔻 10 克,厚朴 10 克,茯苓 12 克。

6 剂而小便逐日增多,诸证渐缓,深黄厚腻苔渐消,脉略数偶有歇止。乃余邪未尽,心脾气虚未复,原方去郁金、厚朴、茵陈,以免过用耗气,加茯苓、白术。共服 30 余剂。面有华色,情绪乐观,脉律已平,以香砂六君子全方作散剂常服,嘱其仍需静养,勿劳累,慎风寒。1 年后随访,已复学,体育及格。

【诊疗心法要点】素体正气不足,复感温热邪毒是本病的主要病因,进而使心之气血虚损与肺脾肾机能失调为病之本,热毒、痰湿、瘀血为病之标。病机复杂,故郭老师认为这种正虚邪实最难处置,主张在辨证无误基础上,扶正祛邪,寒温结合治疗。根据病情急缓分期不同而扶正祛邪当各有侧重。总以控制症状,防治心衰及其他后遗症,改善体质为目标。(刘杨 2006 年第 6 期《四川中医》)

郭文勤验案 1 则

验案

罗某,男,14 岁。因心悸时作 3 个月,于 2013 年 2 月 19 日就诊。患者 3 个月前因腮腺炎合并睾丸炎于当地某医院住院期间出现心悸时作,伴有胸闷气短,乏力,心电图提示:窦性心律不齐,心率 51～116 次/分,给予营养心肌、抗病毒等治疗不效而求治于郭老师。患者症见心悸时作,胸闷气短,乏力,善太息,便干,舌质红紫、苔薄白微腻,脉滑。心率 116 次/分,心律不齐,咽红。心电图提示:窦性心律不齐,心率 103～118 次/分,V_{3-6}ST 下移;心脏超声提示:心脏结构正常。西医诊断为病毒性心肌炎;中医诊断为心痹,属于气阴两虚兼有邪毒。治疗给予益气养阴、解毒利咽。方拟人参芍药散加味。

处方:西洋参 10 克,黄芪 20 克,当归 10 克,白芍 15 克,麦冬 15

克，甘草 10 克，牡丹皮 20 克，桔梗 10 克，板蓝根 15 克，金银花 20 克，牛蒡子 10 克，山豆根 10 克，苍术 10 克，茯苓 10 克。

服药 7 剂后，心悸、胸闷气短减轻，后以此方加减治疗月余，患者诸证皆无，心率 82 次/分，心律齐，心电图复查恢复正常，嘱其服用心悦胶囊早中晚各 4 粒以巩固疗效。

【诊疗心法要点】人参芍药散出自李东垣《脾胃论》，由人参、黄芪、麦冬、白芍、当归、甘草、五味子组成，由生脉散、独参汤、保元汤、芍药甘草汤、当归补血汤组成，具有益气养阴之功，原方主治"脾胃气虚，气促憔悴"。郭老师常用人参芍药散加减治疗心系疾病。《黄帝内经》云"胃者，水谷气血之海也"。《脾胃论》"心为五脏之主""五脏皆得胃气乃能通利"。脾胃为后天之本，气血生化之源，心主血脉，脾胃不足，营卫、宗气生成不足，不能正常灌注心脉，影响心主血脉，出现胸闷，心痛，心悸，乏力等症，其临床表现虽为心病症状，但究其根源在脾胃。治疗上不直接治心，而从治脾胃着手，脾胃健，气血充，血脉畅。这也是郭老师从脏腑、从脾胃论治心系疾病的具体体现。

郭老师认为病毒性心肌炎多是温热或湿热邪毒侵袭人体，日久邪气内舍于心，耗伤心之气阴，邪气留恋，临床多表现为胸闷气短，乏力，咽红，主要见于该疾病的中后期，治疗上当以益气养阴、解毒利咽为主，郭老师常以人参芍药散治疗。随证加减：胸痛著者加丹参、郁金活血止痛；便溏者加诃子、芡实以止泻；苔腻者加茯苓、苍术、扁豆、佩兰、藿香等以健脾化湿。郭老师治疗本病的独到之处，就是非常重视咽部的望诊，咽红提示有伏邪为患，有邪毒留恋，咽红不去，病必不愈，咽红者必加山豆根、金银花、牛蒡子、射干、桔梗、板蓝根等解毒利咽。（项聿华 2013 年第 5 期《世界最新医学信息文摘》）

翁维良验案 1 则

验案

某男,19 岁,学生。1997 年 9 月 15 日初诊。心悸,2 个月前咽痛发热,继而心慌气短,活动后加重,曾住院诊断为心肌炎。1 个月前出院,休学,易反复感冒。2 天前发热,微恶风寒,心慌气短,汗出不畅,身痛,鼻塞涕浊,口干口渴,咽喉肿痛,咳嗽,痰色黄。查体温37.5℃,咽部充血,扁桃体肿大Ⅰ度,两肺阴性,心界不大,心律齐,未闻及杂音。心电图有 T 波改变。舌质红、苔白,脉浮数。诊断为心肌炎,上感。证属外感风热。急则治其标,治宜疏风清热,解毒宁心。

处方:金银花、连翘各 15 克,芦根 20 克,牛蒡子 12 克,丹参、苦参、杏仁、竹茹各 10 克,甘草 6 克。3 剂。

二诊:患者时有心悸,心率 100 次/分,气短,精神好转,睡眠差,心烦,纳可,体温 36.8℃,舌红,脉细弱,此为表邪已解,气阴不足。治宜益气养阴。

处方:麦冬、五味子、玉竹、太子参、制何首乌、杏仁各 10 克,丹参、枸杞子、黄芪各 12 克,酸枣仁、合欢皮各 15 克,炙甘草 6 克,珍珠母 20 克。

随诊:上方加减治疗 3 个月后已无心悸,心电图正常,心率 80次/分。无明显不适,精神体力尚可,恢复学习。

【诊疗心法要点】翁老师认为心肌炎多因外邪侵袭、由表入里、热毒内陷心包、留而不去、损耗心血心气所致。心气不足,心血亏虚,血流不畅,导致气虚血瘀。邪热煎熬津液而成痰,日久痰瘀互结。另外,由于心血不足,脾失所养,脾气亦虚,脾的运化功能失调,水湿停滞,甚则湿滞化热成痰,故临床多见本虚标实或虚实夹杂。加之体虚劳累,正不胜邪,温热毒邪耗伤气阴而发病。本例外有表邪,当先解表。表解后则以益气养阴为主,佐以解毒活血。因药证相合,故邪去正复,病情痊愈。心肌炎患者所感外邪多为温热毒邪,易伤心气心阴,气阴耗伤,则致瘀血内阻,故治疗时常加活血通络之品,如丹参。(翁维良2005年第8期《中国中医药现代远程教育》)

裘沛然验案1则

验案1

洪某,男,44岁。1991年2月11日初诊。主诉:心悸7月余。现病史:患者于半年前因剧烈运动后出现悸动不安。心电图检查示:心房颤动。经对症处理后心悸明显好转。后出现连续1周发热,体温在39℃左右,经某医院住院治疗,曾怀疑细菌性心内膜炎,血培养提示:草绿色链球菌感染。经治疗后证情改善,发热已退,心悸好转出院。刻下:自觉时有心跳,动则尤甚,精神疲乏,稍口渴,食欲好,夜寐安,大便调。舌苔薄,脉细软,时有结代脉。心率75次/分,早搏2~4次/分。《济生方》指出:"惊悸者,心虚胆怯之所致也。"证属心气不足,心失所养而作悸。治宜补气养心、安神定志。

处方:党参、酸枣仁各15克,生地黄24克,茯苓10克,远志6克,生白术12克,木香、炙甘草各9克,生黄芪、珍珠母、煅龙骨、灵磁石各30克。7剂,每日1剂,水煎服。

二诊(3月4日):药后心悸明显缓解,胸闷减轻,近觉腹胀便溏,日行2~3次,食欲好,夜寐安。舌苔薄,脉细。心气虚则悸,脾气虚则泻,故治拟补心脾两脏。

处方:焦白术、党参、酸枣仁各15克,山药20克,茯苓、焦神曲各12克,黄芪、珍珠母、煅龙骨各30克,干地黄24克,木香、茴香各9克,车前子10克。14剂。

三诊(3月18日):患者大便转实,日行2次,心悸胸闷均愈,近觉睡眠欠佳。舌苔薄,脉细。听诊:心律齐,心率72次/分。上方茯苓改朱茯苓12克,加夜交藤15克,14剂。

【诊疗心法要点】心悸原因甚多,病机离不开气血阴阳,且互相关联。裘老师治心悸惯用仲景炙甘草汤化裁,此方气血阴阳兼顾,可谓治疗心悸的示范之方。本例患者由发热而至心悸,经西医治疗后发热虽退,但心悸犹未去。而发热易伤气,气虚而神疲,故出现心悸动不安诸证,遂用党参、黄芪、炙甘草、茯苓等补益心气;酸枣仁、远志宁心安神;珍珠母、灵磁石、煅龙骨镇惊定志;生地黄养阴生津;生白术健脾益气;木香行气止痛、调中导滞。诸药同用,数剂后即病情缓解。(王庆其,李孝刚,邹纯朴,等 2011 年第 7 期《浙江中医杂志》)

心肌炎妙方

张镜人验方 1 则

验方:复方四参冲剂
　　【方药组成】太子参、丹参、南沙参、苦参、炙甘草等。
　　【主治】病毒性心肌炎。
　　【功效】益气养阴、清热活血、养心安神。

翁维良验方 5 则

验方 1
　　【药物组成】金银花、金莲花各 12～15 克,虎杖 10～12 克,板蓝根、苦参各 12～15 克,防风、荆芥各 10～12 克,生甘草 6～10 克,杏仁、牛蒡子、贯众各 10～12 克。
　　【功效】清热解毒。
　　【主治】心肌炎,证属外邪犯心。临床表现为发热身痛、鼻塞流涕、咽干而痛、咳嗽多痰、心悸怔忡、胸闷气短、脉细数或结代、舌苔

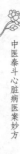

白或黄、舌质红。

验方2

【药物组成】北沙参、玄参、丹参、麦冬、五味子、生地黄各 12～15 克，莲子 10～12 克，炙甘草、远志各 6～10 克。

【功效】益气养阴。

【主治】心肌炎，证属气阴两虚。症见心悸胸闷、心前区痛、气短乏力、动则出汗、口干舌燥、失眠多梦、脉细数或结代、舌苔薄、舌质红、边有齿痕。

验方3

【药物组成】玄参、生地黄各 12～15 克，珍珠母 20～30 克，南沙参、北沙参各 10～20 克。

【功效】滋阴降火。

【主治】心肌炎，证属阴虚火旺。症见心悸怔忡、心烦失眠、潮热盗汗、口渴欲饮、脉细数或结促、薄或无苔、舌质红或红绛。

验方4

【药物组成】苦参 15～20 克，太子参、丹参、生地黄、郁金、北沙参、川芎、红花、赤芍各 12～15 克，黄芪 12～20 克，桂枝 6～10 克。

【功效】益气活血。

【主治】心肌炎，证属气虚血瘀。症见疲乏无力、动则心悸、胸闷心痛、脉沉细或结代、舌苔薄、舌质紫红或青紫、有瘀点或瘀斑。

验方5

【药物组成】全栝楼 15～20 克，薤白、陈皮、法半夏、胆南星各 10～12 克，川贝粉 2 克（分冲），石菖蒲、莱菔子、薏苡仁、白术、竹茹各 12～15 克。

【功效】健脾利湿，清化痰热。

【主治】心肌炎，证属脾虚痰湿。症见胸闷憋气、头晕目眩、腹胀

纳呆、恶心呕吐、脉滑数或结代、舌苔白腻或白、舌质红或正常。（翁维良 2005 年第 8 期《中国中医药现代远程教育》）

扩张型心肌病

扩张型心肌病的特点是以左心室（多数）或右心室有明显扩大，且均伴有不同程度的心肌肥厚，心室收缩功能减退，以心脏扩大、心力衰竭、心律失常、栓塞为基本特征。以往曾被称为充血性心肌病。本病常伴有心律失常，病死率较高。该病约 20% 的患者有心肌病的家族史。近年来，扩张型心肌病的诊断率逐渐增加，据估计，年诊断率约为 8/10 万，患病率约为 37/10 万，其中半数患者年龄在 55 岁以下，约 1/3 患者心功能为 Ⅲ ~ Ⅳ 级（纽约心脏病协会分级标准）。但部分未被诊断的轻型患者可能会使实际患病率更高。

扩张型心肌病医案

郭子光验案 2 则

验案 1

孙某，男，48 岁。2005 年 8 月 9 日初诊。病史：患者 2004 年 1 月因胸痛 5 小时，不缓解，经某省级医院诊断为扩张型心肌病。给予西药治疗反复发作多次，经人介绍而来就诊。现症：自述心悸、心慌、乏力，气短促、动则更甚，胸部隐痛、闷胀，畏寒、四肢厥冷，下肢轻度凹陷性水肿，睡眠差，小便短少。问其生活作息，患者销售工作繁忙，每感力不从心，且每日抽烟 2 包以上，生活不规律。察其面色淡白、少神，舌淡胖、苔水滑、舌边有齿痕，脉沉细微。辨治：本案乃典型之少阴病，阳气式微，气虚血瘀，浊水停滞之证，证从寒化。非辛热桂附无以回阳。非重剂参芪难以益气，兼活血通利治之。

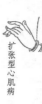

处方:①北黄芪 60 克,红参 20 克,制附片 15 克(先煎 30 分钟),桂枝 15 克,干姜 10 克,茯苓 30 克,猪苓 20 克,益母草 30 克,丹参 20 克,川芎 15 克,麦冬 20 克,生地黄 12 克,炙甘草 5 克。每日 1 剂,水煎服。②移山人参 100 克,每日 10 克,另煎,和药汁服用。另嘱其绝对休息,戒烟。

经上药服用 30 余剂,心悸、气促、胸痛、浮肿渐次消除,服药过程中因商务需要并未休息,每日抽烟 2 包左右,自觉体力渐复。此后又复诊数次,均以上方为基础,其浮肿消则去猪苓、益母草、干姜,酌加玉竹、黄精、白术等。偶有感冒咳嗽等,则暂停上方,另服治标之剂,始终守法守方,途中未服用任何西药。

复诊(2006 年 8 月 4 日):精神良好,体力增强,未曾感冒(过去稍有不慎即感冒),一般活动不觉气短、心悸、胸闷,无浮肿,能够胜任日常商务工作,但在从事较剧烈的活动或情绪过度紧张时,尚有胸闷、心悸感觉,未觉胸痛,舌红少津,脉沉细。郭师认为目前患者状况平稳,阳气渐复,气阴有伤,应注意调补气阴,仍本上方加减治疗。

处方:①北黄芪 50 克,丹参 20 克,当归 10 克,生晒参 15 克,麦冬 30 克,五味子 10 克,黄精 20 克,生地黄 15 克,玉竹 18 克,茯苓 20 克,白术 15 克,延胡索 20 克,炙甘草 6 克。6 剂,1 日 1 剂,水煎服。②移山人参 100 克,每日 10 克,另煎,和药汁服用。

2007 年 3 月 15 日随访,患者述身体无明显不适,能胜任日常工作,未再诉胸痛不适等症状。

验案 2

张某,男,11 岁。2005 年 4 月 18 日初诊。病史:2003 年体检中发现心率增快,后出现进食即吐,乏力心悸,运动后尤甚,遂即住院治疗。入院检查胸片示:轻度肺瘀血,心影增宽。心脏彩超示:左室明显扩大(51 毫米),符合扩张型心肌病超声改变,左室收缩、舒张功能降低,二尖瓣反流(轻度)。确诊为扩张型心肌病后,西医予以地高辛、泼尼松,以及其他营养心肌、改善微循环等药物。患者病情缓解,慕名前来请郭老师诊治。现症:自诉心悸、气短,动则更甚,汗多,纳差,心烦,口干。察其神倦,面略潮红,唇红,舌红苔黄干、少津,脉细数疾,参伍不齐,呈雀啄之象,血压 115/55 毫米汞柱。辨治:证属气阴亏虚,阳热浮亢之少阴热化证。治当补益气阴,清热复律。

处方:北黄芪 30 克,丹参 15 克,炙甘草 15 克,太子参 30 克,麦冬 20 克,五味子 10 克,黄精 20 克,玉竹 15 克,生地黄 15 克,葛根 20 克,黄连 9 克,浮小麦 30 克,谷芽 30 克。每日 1 剂,水煎服。

2 个月后复诊,述口干、多汗症状基本改善,心悸明显减轻,唯胃纳较差,舌红少津,脉细数,偶有参伍不齐,未见雀啄脉。目前西药全停,完全用中药治疗。于原方去浮小麦,加炒白术 20 克,每日 1 剂。西洋参 100 克,每日 6 克,煎水服。此后,每 2～3 个月复诊 1 次,坚持中医治疗,均以上方略事加减,诸证进一步改善,2006 年春季复学,仍坚持治疗,于 2007 年 2 月 6 日复诊。彩超示:左室偏大(46 毫米),余心脏形态、结构及血流未见明显异常,守方,继续服用。其后随访情况稳定,症状基本消失。

【诊疗心法要点】扩张型心肌病是一种病因未明,以左或右心室或双心室扩大,伴以心肌肥厚和收缩功能障碍,产生充血性心衰,常伴有心律失常,病死率较高的一种疾病,目前单纯中医治疗的报道较少。郭老师强调治疗本病的关键在于把握"气虚为本",分清病性寒热,灵活加减应用,守法守方治疗。由于此类疾病患者心脏功能均有不同程度的损伤,因此重建良好的生活习惯以及规律的生活作息,对于疾病的整体康复有着至关重要的意义,验案 1 患者本应早日康复,正是因为其在治疗过程中未能遵医嘱充分休息,戒除烟酒,保持良好的生活作息,所以病情出现反复。由于本病以气虚为本,通常卫外不固,易招客邪而使病情加重或复发。故防寒保暖,避免接触感冒患者也很重要,两例用方中均重用人参、黄芪,通过扶助正气,固表实卫,达到提高患者免疫力,预防感冒的目的。上述两则病例,从首诊到基本康复,均经历了近 2 年的治疗时间,说明中医治疗本病需要一个长期的过程,同时也说明扩张型心肌病这类慢性疾

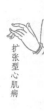

病,乃久积而成,其去也缓,一定不要因为病情的一时反复,或者阶段性的疗效平平,就放弃最初的辨治方案,只要辨证准确,就当守法守方,促其从量的积累上升到质的飞跃而康复。(侯德建,郭子光 2008 年第 3 期《湖北中医杂志》)

郭文勤验案 1 则

验案

王某,男,47 岁。心慌时作 17 年,于 2012 年 1 月 10 日就诊。患者 17 年前活动后出现心慌,伴胸痛、胸闷、气短、乏力,发病以来病情逐渐加重,曾多次住院治疗诊为扩张型心肌病,心律失常房颤,并于 2003 年先后两次做房颤射频消融术治疗,术后好转,但于 2005 年房颤复发并出现频发室性早搏,短阵室上性心动过速。为求中药治疗遂来本院,现症如前述,寐差,纳可,二便可,舌苔薄白、质红紫,脉沉弦滑而结。血压 100/70 毫米汞柱,律不齐,早搏 15 次/分,心率 78 次/分。查心电图示:ST－T 改变,频发房性早搏。动态心电图示:阵发性房颤。室性早搏 10 561 次有时呈二联律,短阵室上性心动过速 94 次,平均心率 93 次/分。西医诊断:扩张型心肌病心律失常;中医诊断:心悸,证属气血两虚,心失所养。治疗:养气血,安心神,兼镇悸。予养心汤加味。

处方:黄芪 50 克,红参 10 克,肉桂 5 克,当归 25 克,川芎 25 克,茯苓 15 克,茯神 30 克,酸枣仁 35 克,柏子仁 30 克,远志 25 克,五味子 10 克,半夏 10 克,胆南星 20 克,紫石英 30 克,知母 20 克,青礞石 50 克,黄连 25 克,磁石 30 克,生龙骨 35 克,生牡蛎 35 克,炙甘草 15 克。14 剂,每日 1 剂,水煎服,早晚分服。

二诊:诉症状无明显改善,血压 105/70 毫米汞柱,律不齐,早搏 13 次/分,心率 98 次/分,舌苔薄白、质红紫,脉沉促。前方改酸枣仁为 50 克。继服 14 剂。

三诊:诉服药后心慌减轻,但劳累后尚有。测血压 100/70 毫米汞柱,律不齐,早搏8次/分,舌苔薄白,脉沉结。前方加何首乌50克、桑椹30克,继服14剂。后均以此方化裁治疗,患者坚持服药,感觉良好。

【诊疗心法要点】扩张型心肌病最易并发各种心律失常,此例患者虽多次住院并两次做射频消融术,但效果并不理想,可谓疑难病例。师辨其病久多虚,术后多虚,舌脉症亦虚,用养心汤补养心之气血,安神镇悸,培补心之功能,使心脏强健,收到了良效。师精于辨证,虽初服药后效果不明显亦未轻易变方,认为慢性病要敢于守方,心之气血受损非短期内能恢复。生龙骨、生牡蛎、磁石、紫石英、青礞石等诸药重镇安神,值得一提的是郭老师经过多年临床经验认为青礞石为抗早搏的良药,须用大量方有功,若患者早搏明显,常在辨证中加入该品。三诊中加入何首乌、桑椹补肾之品,郭老师认为心病表现于心根源于肾,在心病的后期多久病及肾,心肾同病,此时加入补肾之品多能取得好的疗效。(谢文涛,郭茂松,高旭阳2012年第6期《黑龙江中医药》)

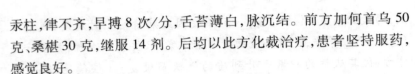

翁维良验案2则

验案1

某女,49岁,职员。1998年10月15日初诊。心悸,胸闷,心烦易怒,头痛头晕,体倦乏力,气短,舌苔薄黄腻、舌质红,脉弦细结代。心电图、胸片等示:扩张型心肌病,室性早搏。证属心阴不足,心肾不交。治宜育阴潜阳,宁心复脉。

处方:玄参12克,麦冬10克,五味子10克,珍珠母30克,生地黄20克,苦参15克,黄芩12克,太子参15克,玉竹15克,远志10克,茯苓15克。

二诊:前方12剂后,室性早搏减少,乏力、少气好转,又感风寒,鼻塞,咳嗽,苔少中剥,脉细。

处方:太子参15克,丹参15克,苦参15克,杏仁10克,甘草10

克,枇杷叶12克,茯苓15克,珍珠母20克,黄芪15克,防风10克,白术10克,胆南星10克,五味子10克,生地黄12克。

三诊:连服12剂,上楼时气短,眠差,每天睡3小时,偶有早搏,脉齐、细、苔薄中剥、质红。前方去杏仁、枇杷叶、防风、茯苓、白术,加羌活、沙参各12克。

四诊:又连服20剂,已无明显心悸,睡眠好转,乏力减轻,舌淡红、苔薄白。治拟益气养阴、化痰活血以巩固疗效。

处方:太子参12克,黄芪12克,牡丹皮12克,丹参15克,五味子10克,麦冬10克,胆南星10克,玄参12克,苦参12克,羌活10克,珍珠母20克,炙甘草6克。

验案2

某男,69岁,干部。1998年9月25日初诊。曾在长春某院住院确诊为扩张型心肌病,心功能不全。来诊时,外感未愈,心悸,动则气短,胸痛明显,咳嗽有痰,舌暗红、苔黄,脉弦而结代。心电图示:ST-T改变,室性早搏。中医诊断为心悸。证属气阴不足,痰瘀互结。治以益气养阴,活血化瘀,佐以祛风宣肺化痰为法。

处方:太子参、防风、党参、茯苓、泽泻、车前草、柏子仁各15克,丹参、红花、桃仁、沙参、百合各12克。

二诊:经治疗2周后胸痛胸闷减轻,快走时胸痛气短,晨起喉间有痰,偶有一过性心律失常,舌淡红、苔黄,脉细。治疗以益气养阴、活血化瘀为主。

处方:黄芪15克,防风10克,太子参15克,茯苓15克,泽泻15克,牡丹皮15克,丹参15克,川芎15克,红花12克,桃仁12克,郁金15克,三棱12克,莪术12克,五味子10克。14剂。

三诊:连服12剂,心律失常减少,心痛减轻,舌尖红、苔黄。前方去泽泻、牡丹皮、川芎、红花,加白术12克、沙参15克。

四诊:又服12剂,早搏偶有,乏力气短,咳嗽痰少,活动时汗出,舌红、苔黄。前方加桃仁、红花、苍术各12克,浮小麦15克,因患者要回长春,嘱用本方加减坚持治疗。

五诊:用药约 1 年,于长春住院复查,胸片示心脏扩大减轻,期间收缩偶有,天气变化时气短,体力有改善,纳及二便调,舌红、苔白腻,脉弦。以益气活血巩固疗效。

处方:丹参 20 克,党参 15 克,沙参 12 克,黄芪 15 克,三棱 12 克,莪术 12 克,防风 10 克,白术 10 克,茯苓 15 克,薏苡仁 12 克,红花 15 克,川芎 15 克,决明子 15 克。

【诊疗心法要点】验案 1:为轻型扩张型心肌病,以心慌心悸、气短乏力、早搏为主症,乃心阴不足所致。治宜滋阴活血,养心安神。药后早搏渐减,余症也有好转,但仍宜继续治疗,以防病情反复。

验案 2:心肌病的发病常与心肌炎密切相关,因正气虚弱,邪毒入侵,正不胜邪,气阴两伤,治当益气养阴为主。随证佐以祛风散邪、活血通络、化痰除湿、养心安神等法。药证相符,正气渐复,邪气得祛,病情好转。心肌病多有气阴不足,气虚血滞,阴虚血稠等,容易形成瘀血、痰浊、水湿、热毒等痹阻心脉。因此,临床上常需加活血化瘀、化痰除湿、清热解毒等药,以提高疗效。(翁维良 2005 年第 8 期《中国中医药现代远程教育》)

方和谦验案 1 则

验案

某男,33 岁。2004 年 3 月 23 日初诊。诉心悸 3 个月,既往高血压史。3 个月前无明显诱因突发心悸,到某院就诊,做心电图示:左室肥厚劳损,心脏彩色超声波检查确诊为扩张型心肌病。服美托洛尔等西药未见明显好转。现症:动则心悸气短,多汗乏力,胸闷,舌体胖、舌红苔白,脉虚弦大。血压 135/90 毫米汞柱。方老师以逍遥散加减治疗。

处方:当归 10 克,白芍 10 克,北柴胡 5 克,太子参 15 克,茯苓 12 克,白术 10 克,炙甘草 6 克,陈皮 10 克,半夏曲 6 克,炒谷芽 15 克,薄荷 5 克(后下),干姜 2 克,熟地黄 12 克,大枣 4 枚。12 剂,水

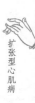

煎服。并嘱其避风寒,忌劳累。

二诊:患者自觉药后胸闷减轻,偶发心律不齐。方老师认为治疗初见效果,继予前方加黄精10克,12剂。

三诊:患者诉心悸胸闷明显缓解,精神好。方老师嘱上方再加麦冬5克,15剂。服2天停1天。1个月后患者来告,已无明显不适,能正常上班。

【诊疗心法要点】方老师在治疗心悸时,注重调理肝气,使肝气条达,心血和畅。临床若兼见痰湿阻滞者,方老师多加入栝楼、竹茹、焦神曲;血瘀表现明显者加丹参、石菖蒲;肝气郁滞较重者加紫苏梗、香附;若病久及肾,肝肾两亏者加枸杞子、石斛等。可见方老师"调肝"一法,包括了疏肝、和肝、养肝、柔肝诸法在内。本案为扩张型心肌病引发心悸,方老师认为该患者主要为肝气郁滞,乘克脾土。中州健运失司,生化乏源,则心失所养,神失所藏而致心悸不宁。故用逍遥散加减理气滋补培中。二诊、三诊又加入黄精、麦冬以加强滋补培中之力。逍遥散出自《太平惠民和剂局方》,功用疏肝理气,畅达气机,健运脾土,使得气血化源充足。心气得补,心神得养。虽是调肝之方,实则有补益心脾之功。(高剑虹2006年第2期《北京中医》)

扩张型心肌病妙方

张琪验方2则

验方1:心胀I号

【药物组成】太子参30克,党参10克,黄精15克,五味子10克,麦冬15克,川芎15克,丹参20克,地鳖虫10克,猪苓30克,益母草30克,楮实子15克。水煎,1天1剂,分2次口服。

【功效】益气养阴,化瘀利水。

【主治】扩张型心肌病稳定期气阴两虚,瘀水互结型。症状:气短喘促,心烦不寐,口干少饮,烦热汗出,面颧暗红,或颈部青筋暴露,尿少肢肿,舌质红嫩有裂纹或舌红绛、有瘀斑、苔少,脉细数或结代。

【方义】方中太子参、党参、黄精、五味子、麦冬益气养阴,川芎、丹参、地鳖虫活血化瘀,猪苓、益母草、楮实子利水,其中楮实子一药兼有养阴利水之功。诸药合用,共奏益气养阴,化瘀利水之效。

验方2:心胀Ⅱ号

【药物组成】制附片10克(先煎),桂枝10克,茯苓30克,猪苓30克,赤芍15,黄芪30克,党参15克,益母草30克,泽兰15克,丹参10克,红花5克。水煎,1天1剂,分2次口服。

【功效】益气温阳,化瘀利水。

【主治】扩张型心肌病稳定期阳气亏虚,血瘀水停。症状:动则喘甚,胸闷心悸,汗出湿冷,肢冷畏寒,神疲腰酸,夜尿频多,面浮肢肿,舌质淡胖暗,脉沉细无力。

【方义】方中黄芪、党参、制附片、桂枝益气温阳;赤芍、丹参、红花、益母草、泽兰、猪苓、茯苓化瘀利水。诸药合用,共奏益气温阳,化瘀利水之效。

【诊疗心法要点】张老师认为,扩张型心肌病的发病以先天禀赋不足为其先决条件和根本原因。本病病位在心、肾,病性为平素为虚,发作期为实;病理因素为血瘀、水饮;治疗应遵循标本兼治的原则,补虚养心以培本,化瘀利水以治标。(周玲凤,张琪2013年第11期《中医研究》)

心力衰竭

心力衰竭又称"心肌衰竭",又简称"心衰",是指心脏当时不能搏出同静脉回流及身体组织代谢所需相称的血液供应。往往由各种疾病引起心肌收缩能力减弱,从而使心脏的血液输出量减少,不足以满足机体的需要,并由此产生一系列症状和体征。根据临床症状可分为左心、右心和全心衰竭。左心衰竭最常见,亦最重要。绝大多数的充血性心力衰竭均以左心衰竭开始。右心衰竭多继发于左室衰竭,较少单独出现,后者可见于肺动脉瓣狭窄、房间隔缺损等。

中医文献中无心力衰竭之病名,而是将此病列在喘证、水肿、痰饮、阴水、惊悸、怔忡等病证中,其中部分论述与现代的"心衰"症状及体征十分接近,中医对其证治研究颇多,为后世临证施治打开了方便之门。心衰气虚阳微,血滞水停,病位以心为主,并涉及肺、肾、脾、肝等其他脏腑,证属本虚标实。

心力衰竭医案

陈可冀验案 3 则

验案 1

某男,62 岁。主诉劳力性心前区闷痛 5 年,加重 9 个月伴气促。在加拿大某医院行冠状动脉造影:左前降支第 1 分支发出后完全闭塞,左前降支开口 85% 狭窄,右冠中段 80% ~95% 狭窄,建议行经皮冠状动脉介入治疗。心脏超声:左心房、左心室扩大,左室前壁下壁节段性运动异常,左室射血分数51%,左室舒张功能受限;心电图:正常。服用比索洛尔2.5毫克,阿司匹林100毫克,福新普利10毫克,辛伐他汀20毫克,单硝酸异山梨酯40毫克,每日1次,治疗逾半年,劳力型气促及劳力型心绞痛未改善,怕冷,自汗出。体检:血压90/60毫米汞柱,心浊音界向左扩大,心尖区Ⅱ～Ⅲ级收缩期杂音,心率78次/分,律齐,S_1低钝。舌质淡暗、有瘀斑、舌体胖、边有齿痕、苔薄白,脉细涩。西医诊断:充血性心力衰竭,心功能Ⅱ级;恶化劳力型心绞痛,心绞痛分级3级;中医诊断:心衰病,气虚血瘀型。治宜益气活血,加味保元汤主之。

处方:红参3克(另煎兑入),生黄芪40克,桂枝10克,炙甘草10克,防风10克,丹参30克,川芎10克,赤芍10克,益母草20克,栝楼15克,薤白15克,炒酸枣仁30克。前14剂为每日1剂,后14剂为隔日1剂。因血压偏低,冠状动脉灌注压不足会损害心脏收缩及舒张功能,福新普利调整为5毫克,每日1次,单硝酸异山梨酯改为硝酸异山梨酯5毫克,每日3次。

再诊,活动耐量明显增加,自汗减少,舌脉未见变化。初诊方去防风,加远志15克,隔日1剂,服用7个月,三诊时,连续上三层楼无心绞痛及气促感。三诊方炼蜜为丸,6克,每日3次,长期巩固调理。

验案2

某女,41岁。主诉胸闷、气短、尿少、水肿反复发作3年,加重9天伴恶心呕吐。曾诊断为风湿性心脏瓣膜病,5年前开始心悸明显,心电图示房颤。近3年来胸闷、气短、尿少、水肿,检查:血压100/70毫米汞柱,慢性消耗性病容,唇发绀,呼吸困难,心尖搏动弥散,可触及猫喘,心浊音界向双侧扩大,心尖区可闻及双期杂音,心率54次/分,律不齐,双中下肺闻细湿啰音,肝肋下6厘米,质中等度硬,叩击痛(＋),腹水征(＋),双下肢凹陷性水肿,双下肢静脉曲张,舌淡暗、苔白滑,脉结代沉细。胸部X线摄片:呈肺瘀血改变,肺门处增大模糊,心脏扩大呈梨形,主动脉结缩小,肺动脉段及左心耳突出,双侧少量胸腔积液;超声心动图:左房、右房、右室增大,右房上下径及左右径为 68 厘米×41 厘米,二尖瓣前后叶增厚变形、钙化,交界处粘连,开放受限,瓣口面积 0.8 平方厘米,左房见附壁血栓,双侧少量胸腔积液,少量心包积液;腹部超声提示肝大、腹水;心电图:伴频发室性早搏,房室传导阻滞;血生化:谷丙转氨酶 143.4 单位/升,谷草转氨酶 125.8 单位/升,血肌酐 164.3 微摩尔/升,B 型尿钠钛(BNP)560 皮克/毫升,地高辛血药浓度 3.76 纳克/毫升。西医诊断:风湿性心脏瓣膜病,联合瓣膜病变,二尖瓣狭窄并关闭不全,主动脉瓣关闭不全,全心扩大,心律失常——房颤伴频发室性早搏,房室传导阻滞,心功能Ⅲ级。中医诊断:心衰病。证属心脾气阳虚,水饮内停,兼挟瘀血。治以苓桂术甘汤加味。

处方:云茯苓 20 克,桂枝 10 克,白术 10 克,丹参 15 克,桃仁 10 克,炙甘草 10 克,葶苈子 15 克,紫苏子 10 克,姜半夏 10 克,砂仁 10 克,陈皮 10 克,佩兰 15 克。7 剂。

患者肾功能损害,地高辛清除率下降,长期服用地高辛临床及心电图均支持为蓄积中毒,予停用。过缓性心律失常,停用美托洛尔。利尿剂不变。

上方服 3 剂后,呕吐已止,恶心亦减,已有食欲,尿量增多,体重下降,气急改善。再进 4 剂,恶心亦除,余症状继续改善,血中地高辛浓度下降至 1.3 纳克/毫升。患者感乏力明显,坐起头晕,首方去葶苈子、姜半夏、陈皮、佩兰,加党参 15 克、黄芪 30 克、麦冬 10 克、五味子 6 克。以增益气养阴之力,再进 10 剂,胸片复查示肺瘀血显著改善,心电图示房颤,平均心率 74 次/分,早搏及房室传导阻滞消失。B 型尿钠钛 125 皮克/毫升。腹部超声提示:肝脏明显回缩,腹水仅少量。患者属瓣膜性心脏病,持续房颤,左房见血栓,应抗凝治疗,故三诊时除守二诊方剂继进外,嘱华法林 3.75 毫克口服,每日 1 次,调整剂量监测凝血国际正常化比值(INR),维持 INR 于 2.0～2.5 水平。另地高辛恢复为 0.125 毫克,口服,每日 1 次,定期监测血药浓度。

验案 3

某男,57 岁。反复咳喘 11 年,近 3 周咳喘气短,尿少水肿不能平卧。既往数次住院诊断为肺源性心脏病心力衰竭。3 周前感冒诱发咳喘,痰多黏稠难咳,咳痰时痰中带血,血色鲜红,尿少,肢肿,心慌心悸,心下痞满,腹胀,不欲饮食。曾在通州接受静脉滴注林可霉素及口服呋塞米、氨茶碱等治疗,症状无明显改善。检查:重病容,唇发绀,呼吸急促不能平卧,喉中痰鸣,心界向双侧扩大,心率 120 次/分,律不齐,心音强弱不等,两肺闻及广泛湿啰音及哮鸣音,肝右肋下 3 厘米,剑突下 6 厘米,肝区叩击痛(+),轻触痛,腹部膨隆,移动性浊音(+),双下肢可凹性水肿,舌体胖大、边有齿痕、苔白腻、根部黄腻,脉结代而数,沉取无力。心电图:Af(心房纤颤),肺型 P 波;X 线胸部摄片:右心室段显著延长膨隆,两肺广泛性索状及斑片状模糊阴影,双侧少量胸腔积液。动脉血气分析:pH 7.31,$PaCO_2$(动脉血二氧化碳分压)71 毫米汞柱,PaO_2(动脉血氧分压)51 毫米汞柱。西医诊断:慢性支气管炎合并感染;阻塞性肺气肿;慢性肺源性心脏病急性发作,心衰Ⅲ度。中医诊断:心衰病。证属脾肾阳虚,水饮泛滥,兼夹瘀血痰热,宜温阳利水,蠲饮活血为治。痰黄难咳,痰中带血,舌根部黄腻,属痰热蕴肺所致,故先佐以清化,以真武汤加味。

处方:黑附片 10 克,桂枝 6 克,茯苓 30 克,赤芍 10 克,白芍 15 克,白术 10 克,生石膏 15 克,知母 10 克,黄芩 10 克,鱼腥草 15 克,丹参 15 克,杏仁 10 克,生姜 6 克。上方浓煎取汁 150 毫升,频服。三七粉 1.5 克,冲服每日 3 次。继续应用林可霉素静脉滴注,口服呋塞米 20 毫克,每日 1 次,氨茶碱片 0.1 克,每日 2 次。

服药 4 剂,尿量显著增多,每日超过 2 000 毫升,水肿消退明显,咳喘减轻,痰转稀易咳,痰中带血消失,心悸改善。前方去生石膏、知母,加入党参 15 克、麦冬 10 克、五味子 10 克、猪苓 15 克、琥珀末 1.5 克冲服,呋塞米改为 20 毫克,隔日 1 次,林可霉素治疗第 8 天停用。再进 7 剂,基本不喘,偶咳白痰,能平卧,水肿消失,食欲改善,腹围减小,体重由 69 千克降至 58 千克。动脉血气指标正常,表明心衰临床基本控制。

【诊疗心法要点】陈老师认为,心衰辨证固然应以中医理论为指导,以望、闻、问、切四诊取得患者的综合信息为基础,但应结合中医证的规范化研究成果及现代医学对心衰病理生理认识进展,即运用病证结合的方法,可使其辨证更趋于合理,体现中西医优势互补。

验案1:从患者临床症状及客观检查来看,由于缺血致冬眠心肌所引起的心力衰竭,既有收缩功能障碍,亦有舒张功能不全。以劳力型气促、胸痛为主症,"劳则气耗""不通则痛",结合舌脉,气虚血瘀辨证精当。陈老师紧密联系病机辨证,构建益气活血治法,处以加味保元汤更加切中病情。除上述几种机制外,还可通过改善心肌供氧及心肌能量代谢,降低心肌氧耗,保护心肌细胞,抑制血小板聚集,清除氧自由基,抑制左室重构及心肌细胞凋亡等多种复合机制,从而延缓或阻止心衰发展,改善血流动力学。本例患者应用药物选择及剂量不适,致动脉血压偏低,陈老师予及时调整,改善冠状动脉灌注。治疗前后,如能在严密医疗保护下行运动负荷试验,将有助于心衰疗效进一步的客观判定。

验案2:本例为典型风湿性心脏瓣膜病(联合瓣膜病变),全衰伴肝肾功能损害,地高辛中毒。据症状、体征、舌脉,心脾阳虚与水饮瘀血俱存,属本虚标实。且恶心呕吐,中焦痞满症状尤为突出,故陈老师在苓桂术甘汤的基础上加紫苏子、姜半夏、砂仁、陈皮、佩兰化湿止呕降逆,同时固护胃气。呕恶止,胃气实,则中西药物才能吸收奏效。肾功能不全,地高辛清除减少,易引起地高辛中毒,该患者房颤伴长 R—R 间期及频发室性早搏,血中地高辛浓度显著超标,均支持地高辛中毒。故及时停用地高辛实属重要。地高辛的不足与过量,临床上也有另外一种情况,即体循环胃肠道瘀血突出,口服地高辛利用率低下,致血药浓度远达不到理想血药浓度的情况,应注意鉴别。该患者左房有附壁血栓,陈老师中西合参,予华法林抗凝治疗,体现了严谨、务实的学术风格。

验案3:本例为慢性肺源性心脏病急性发作,虽脾肾阳虚,与瘀血水饮并存,然肺之痰热亦盛,故陈老师在真武汤的基础上,重用生石膏、知母、黄芩、鱼腥草清热化痰,痰化热清,肺气宣发肃降有序,通调水道功能复常,水饮才可能有其出路。但该患者伴发急性肺部感染,已有轻度二氧化碳潴留,如不加强抗感染措施以改善通气,恐会产生肺性脑病致呼吸衰竭。故继续应用抗生素静脉滴注,配合解痉药物。心衰重症,须中西并用,优势互补,方能体现中西医结合的最大效应。(李立志 2006 年第 2 期《中西医结合心脑血管病杂志》)

郭子光验案 1 则

验案

杨某,男,61 岁。1995 年 2 月 28 日来诊。高血压多年,心悸、浮肿半年,1 个月前昏倒 2 次,诊为全心衰竭。目前全身浮肿,下肢尤甚,腹中胀满,咳逆喘息,气短头晕。时值早春,颇有凉意,患者却睡不盖被,摇扇不休,不恶寒而反恶热。舌淡紫、苔白滑,脉沉微涩,参伍不调。察前医之方,通脉四逆、真武苓桂等已服不少。辨为阴盛阳虚,格阳于外,水停血瘀。当大力通利小便,佐以温阳、益气、活血为治。

处方:黄芪 90 克,防己 15 克,桂枝 15 克,泽泻 20 克,茯苓 20 克,白术 20 克,猪苓 15 克,制附片 20 克(先煎),红参 20 克,五味子 15 克,麦冬 20 克,丹参 20 克,当归 15 克。每日 1 剂,水煎服。

连服 12 剂,小便增多,浮肿消,格阳除。又加减共服 60 余剂而精力充沛,胃口佳良,上四楼不觉喘息。随诸证解,脉仍不调,病根未除,嘱其常服生脉饮,勿劳累,慎风寒。随访 3 日余,病情稳定。

【诊疗心法要点】郭老师认为慢性心功能不全从中医辨证看所涉及病证范围广,但病本属虚,包括心肾肺脾等脏的虚损;由于气化无力,气机阻滞,则瘀血、痰浊、水饮内生,标实之象常又非常突出。考其病机当以少阴心肾为中心,因而主张从少阴病论治。治疗中又当以振奋少阴气阳为本,标本兼顾。需注意的是在慢性心功能不全的过程中所形成的少阴格阳证,无论寒化或是热化都有严重的浊水停聚为共同特点。郭老师根据叶天士"通阳不在温,而在利小便"精神,以利小便为主,佐以辛温通阳或益气滋阴,收效卓然。

综观此验案,按八纲辨证,本患者患高血压病多年,心悸、浮肿半年。新病多实,久病多虚,故本方证为虚证;舌淡紫、苔白滑、脉沉微涩,参伍不调。舌脉相参,滑脉主寒湿,沉脉主阴寒,涩脉主瘀,故此乃虚寒瘀夹杂。因此,从八纲辨证来讲,本病为虚寒证。按脏腑辨证,病在心、肺、脾、肾四脏。因肾阳衰败,寒水不化,上凌心肺,水气凌心则心悸;寒水射肺,肺气上逆则咳逆喘息;肾阳虚不能温煦脾阳,健运失职,则腹中胀满;肾与膀胱为表里,肾阳虚弱、膀胱气化不利,水湿内停,泛溢肌肤则全身水肿,因湿性重浊,湿性下注,故水肿下肢尤甚。阳虚阴寒内盛,往往出现格阳之象。格阳证,实质上也即真寒假热证,临床常见有3种:一是阴寒内盛,格阳于上证,也即下真寒上假热;二是阴寒内盛,格阳于下证,也即上真寒而下假热;三是阴寒内盛,格阳于外证,也即里真寒外假热。本病既属第三种情况,里有阴寒极盛,格阳于外,而见里有寒水内停,逼阳于外而出现时在早春二月,睡不盖被,摇扇不休,不恶寒反恶热这种假热证。由此可见,本病的治疗宜从虚寒入手,针对心、肺、脾、肾阳虚而出现的阴盛阳虚、格阳于外、水停血瘀为里,而以温阳、益气、活血为治。可见这个病例的病机关键是阴盛格阳、阴阳不能交通相融,故治宜温阳通阳为主,祛瘀利水为辅。(刘杨2006年第6期《四川中医》)

路志正验案2则

验案1

黄某,女,51岁。2003年12月6日初诊。肢体水肿15年,咳喘5年,加重1个月。患者15年前因双下肢轻度水肿、乏力,在某医院确诊为风湿性心脏病、二尖瓣狭窄并关闭不全,Ⅱ度心衰,予地高辛、氢氯噻嗪等药治疗,病情好转。近5年来病情日渐加重,每遇冬季寒冷天气发病，渐至全身水肿，咳喘气促，不能平卧，动则喘甚，每年需住院治疗以缓解病情。1个月前因受寒病情再次加重，肢体重度水肿，严重呼吸困难，咳吐大量泡沫稀痰，不能平卧。再次住院，西医诊断为风湿性心脏病，二尖瓣病变，重度难治性心力衰竭，心房纤颤，瘀血性肝硬化，肾功能不全。经治1个月，病情未能控制，并下病危通知。急邀路师会诊，症见全身重度水肿，大腿及以下俱肿，腹大如鼓，两颧暗红晦滞（二尖瓣面容），唇甲发绀，极度呼吸困难，张口抬肩，不能平卧，咳吐大量泡沫样清稀痰，语声低微、断续，大便3日未行，舌淡紫、苔白滑，脉沉细欲绝、至数难明。路老师云："此乃肾阳虚衰，寒水射肺之征，恐有阴阳离绝之兆，急宜温肾利水，泻肺平喘，以求挽救于万一。"即以真武汤合葶苈大枣泻肺汤加减。

处方：制附子10克（先煎），茯苓20克，生白术15克，白芍12克，干姜10克，炒葶苈子15克（包），杏仁10克，人参15克，桂枝10克，五味子3克，炙甘草10克，大枣5枚。3剂，水煎，每日1剂，水煎分2次温服。

药后小便量渐增，水肿稍减，手足较前温暖，额上汗出即止。既见效机，仍宗上法。原方去干姜，加麦冬10克、益母草20克、生姜10克，再进5剂。

药后诸证悉减，休息时咳喘基本消失，仍动则喘甚，小便量多，大便日1行。宗上方略有变化，共服30余剂，水肿大减，仅下肢微肿，而腹水尽清，已能平卧，带上方药，出院回家调养。1年后其丈夫告知，回家后遵医嘱继续服上方中药，原方稍有加减，病情稳定，已能做轻微家务。

【诊疗心法要点】从路老师调治此验案脉证可知，其病机为肾阳衰微，脾阳不足，寒水内停，凌心射肺，导致气阴虚脱，阴阳欲绝。病症既危重又复杂，属标本俱急，治宜标本同治。故路老师以温肾利水，泻肺平喘为大法，且药随证转，随证加减，法圆机活。药仅十几味，调治仅月余，却融会贯通经方各五首，将真武汤、理中丸、葶苈大枣泻肺汤、生脉饮、桂枝汤等寓一炉。让其既"八仙过海，各显神通",在方中却又优势互补,相辅相成,最终殊途同归,调和阴阳,以平为期,故疗效卓著。如此长达15年之沉疴重疾,服药3剂后即见显效,续进5剂后几近痊愈,后调理月余竟收奇功。路老师之回春之术,出神入化,足资借鉴。(高尚社2012年第10期《中国中医药现代远程教育》)

验案2

某女,67岁,退休干部。2009年8月6日初诊。既往有胆石症10年、萎缩性胃炎10年、反流性食管炎5年,患高血压病15年,血压最高可达190/100毫米汞柱,间断服用氨氯地平、吲达帕胺、复方利血平氨苯蝶啶片等药。5年前,患者开始出现活动后心悸气短,休息后可缓解,起初自认为年老体虚所致,并未在意。3年前病情逐渐加重,上楼都觉困难,伴双下肢浮肿,汗出气喘,倦怠乏力。曾就诊多家医院,诊断为高血压病3级,极高危组,慢性心衰,心功能Ⅲ级。刻下:活动后心悸气短,疲倦乏力,畏寒汗出,夜间能平卧,头昏头胀,食纳欠佳,食后腹胀,失眠多梦,夜尿频,大便偏稀、2日1行。查:血压150/80毫米汞柱,颜面虚浮,面色晦滞,两肺呼吸音清,两肺底少量细湿啰音,心率84次/分、律齐,肝脾未触及,双下肢中度可凹性浮肿。舌暗、胖大、有齿痕、苔黄稍腻,脉沉细。辨证:脾肾阳虚,水饮内停。治先理脾和胃、温阳化气。方拟三仁汤加减。

处方:太子参15克,炒苍术12克,厚朴花12克,姜半夏9克,炒杏仁9克,炒薏苡仁30克,白豆蔻6克,茵陈12克,石见穿15克,生谷芽30克,生麦芽30克,炒神曲12克,益智仁9克(后下),芡实12克,六一散30克(包)。14剂,水煎服,每日1剂。

二诊(8月27日):心悸气短、汗出乏力减轻,精神转好,睡眠有所改善,颜面浮肿、双下肢浮肿已不明显,食后胃胀已减,夜尿由5次减为3次,大便成形,舌脉如前。药虽中病机,但苔黄腻略显化热,上方去姜半夏温燥之性,酌加娑罗子10克理气宽中,芦根、白茅根各15克甘凉和胃。继服14剂。另予茶饮方。

处方:西洋参8克,麦冬10克,五味子4克,玉米须30克,金樱子 10 克,枇杷叶 12 克,桔梗 10 克,甘草 4 克。水煎代茶频服,每日 1 剂,继服 14 剂。

患者病情逐渐好转,始终以调理脾胃为基本治法,上方加减治疗 2 个月,病情基本向愈。上二楼已无不适,汗出止,颜面及双下肢浮肿消失,食纳可,二便正常。查血压 140/80 毫米汞柱左右。

【诊疗心法要点】慢性心力衰竭是各种器质性心脏病的终末阶段,由于心脏的泵血功能衰减,导致体循环(压力负荷)供血不足,肺循环(容量负荷)瘀血而出现的一组临床证候群。高血压病、冠心病被认为是导致慢性心力衰竭最常见的疾病。本病属中医学"心悸""水肿""胸痹""伏梁"等范畴。病至后期,患者常常表现为动则心悸气短,甚者"咳逆倚息不得卧",下肢浮肿,形寒肢冷,舌质淡暗、胖大,脉沉细或脉微欲绝。辨证大多属脾肾阳虚,水气凌心,方常选真武汤或苓桂术甘汤。诚如《景岳全书·肿胀》指出:"凡水肿等症,乃肺脾肾三脏相干之病,盖水为至阴,故其本在肾;水化于气,故其标在肺;水唯畏土,故其制在脾。"本案患者患高血压病 15 年,活动后心悸气短 5 年,伴双下肢浮肿 3 年,符合高血压所致慢性心衰的病理生理过程。从其症状、体征、舌脉等,辨证为脾肾阳虚、水饮内停完全正确,治疗以健脾温肾、化气利水也顺理成章。然出人意料的是,路老师始终以调理脾胃法治疗,稳获显效。路老认为,本案虽辨证为脾肾阳虚、水饮内停,但其有多年的胆石症、萎缩性胃炎、反流性食管炎病史,兼见疲倦乏力,食纳欠佳,食后腹胀,大便偏稀,舌暗胖大、有齿痕,苔黄稍腻,脉沉细等,表明其病位侧重于脾。故辨证当以脾胃虚弱、水湿中阻为主,治宜先理脾和胃、温阳化气。俟脾气充实,脾运得健,水谷精微循其常道,气血生化泉源不竭,则心气得充,运血有力,心衰可缓;再者,脾为后天之本,脾运健则气血旺,必能不断充养于先天之肾本,使元阳振奋,主水有权,水饮得以气化,则不再上凌于心,泛滥四溢。

路老师指出"脾主中州,与胃相合,并与五脏相关""脾胃为升降之枢纽,全身气机之调畅皆与肝脾相关,当肝脾同治,身心俱调"。其调理脾胃法的核心应"持中央,运四旁,怡情志,调升降,顾润燥,纳化常"。故治疗本案乃宗此法则。方以三仁汤加减以理脾和胃、宣畅气机、化湿清热。其中太子参、炒苍术、厚朴花、姜半夏补气健脾、和胃消胀；炒杏仁苦辛，轻开上焦肺气，宣畅气机，使气化则湿化；炒薏苡仁甘淡渗湿；白豆蔻芳香化湿、燮理中焦、行气除满；六一散淡渗下焦，佐以清热；茵陈、石见穿疏肝利胆、活血化瘀，针对胆石症以利胆止痛；生谷芽、生麦芽、炒神曲消食缓中；益智仁、芡实温肾暖脾、缩尿止泻。在此基础上，或加疏肝柔肝之柴胡、白芍，或加温阳补肾之肉苁蓉、枸杞子，或加益气固表之黄芪、防风，或加行气消胀之木香、大腹皮。可随证加减，灵活用药。《金匮要略·痰饮咳嗽病脉证并治》云："病痰饮者，当以温药和之。"本案之痰饮，"和"者之法在于宣上，使肺气肃降，通调水道，畅中使脾气健运，制水有方，渗下使肾气充实，水利州都，故而收效显著。（尹倚艰 2010 年第 11期《中国中医药信息杂志》）

颜德馨验案 1 则

验案

某男，75 岁。有冠心病，肺心病史 10 年，反复胸闷、咳喘 10 年，加重伴肢肿 1 周入院。症见胸闷，咳喘气急，难以平卧，神萎，面色苍灰，唇甲青紫，四肢不温，下肢浮肿，舌质淡紫而胖、苔薄腻，脉沉而无力。病机分析：心肺同病，咳喘日久，水饮内蓄，阻于心阳，阳气耗损，血脉失畅，致痰、湿、瘀交结不化。治宜温阳利水。方拟麻黄附子细辛汤合苓桂术甘汤，7 剂。

处方：炙麻黄 9 克，熟附子 6 克，细辛 4.5 克，茯苓 15 克，桂枝4.5 克，白术 30 克，生半夏 9 克（先煎），生蒲黄 9 克（包煎），橘红 6克，益母草 30 克，车前草 12 克，泽泻 15 克。

二诊：咳喘大减，渐能平卧，下肢浮肿消退，四肢见温，阳气初复，痰湿渐化，当以益气化瘀善后。

处方：党参 30 克，白术 9 克，黄芪 30 克，茯苓 12 克，生蒲黄 9 克

（包煎），益母草30克，泽泻15克，法半夏9克，陈皮6克，薏苡仁30克，降香2.4克。

【诊疗心法要点】颜老师认为心衰是本虚标实之证，与气血失常关系密切，心衰的病机关键点是心气阳虚，心血瘀阻，提出"有一分阳气，便有一分生机""瘀血乃一身之大敌"的观点。因此，在临床上将心衰分为心气阳虚、心血瘀阻可以基本把握心衰的辨治规律。心气阳虚为主者，温运阳气是重要法则；心血瘀阻为主者，行气活血是关键。颜老师根据多年的临床经验，创立了衡法治则。衡法的组成，以活血化瘀，行气益气等药味为主，畅利气机，净化血液，具扶正祛邪、固本清源的作用，具有多方面的双向调节功能的作用，正是其攻克心衰病证的原因所在。颜老师根据此而制定了温运阳气方、行气活血方。温运阳气方：熟附子6克，炙麻黄9克，细辛4.5克，生蒲黄9克（包煎），丹参15克，葛根15克。行气活血方：桃仁9克，红花克，赤芍9克，当归9克，川芎9克，生地黄12克，柴胡4.5克，枳壳6克，牛膝9克，桔梗6克，降香2.4克，黄芪15克。

本案麻黄附子细辛汤原治少阴感寒症。历代医家称其为温经散寒之神剂，炙麻黄解表，熟附子补阳，细辛温经，三者组方，补散兼施，故依此治疗虚寒证的心衰，确有疗效。方中，熟附子辛热，有大毒，其性走而不守，功能助阳补火，散寒除湿。附子为百药之长，为通十二经纯阳要药，专能振奋阳气，可突破正邪相峙的局面，有退阴回阳之力，起死回生之功。麻黄作用在肺，其效甚短，必与附子配伍，肺肾同治，内外衔调，振奋已衰之肾阳。细辛入肺、肾二经，功能温饮定喘，其辛散有余，但合以附子，攻补兼顾，有相得益彰之功。（严夏，周文斌，杨志敏，等2003年第6期《实用中医内科杂志》）

任继学验案1则

验案

　　赵某，男，66岁，工人。1996年3月6日初诊。因心悸气短，不能平卧1年余,加重2周而就诊。患者近1年来经常气短、胸闷痛、夜不能平卧,尿少、双下肢轻度浮肿,发作时汗出如雨,曾在某医院诊断为冠心病、心功能Ⅳ级。经常服用速效救心丸,时好时作。近2周因天气变化,胸闷气短加重,不能平卧,汗多,阵咳,咯少量白痰,带泡沫或夹血丝,下肢浮肿,四肢厥冷,纳少,恶心,颜面苍白,口唇青紫,舌隐青、苔薄白,雀啄脉。中医诊断:厥心痛;心衰。证属阳气欲脱,瘀阻心脉。治法:回阳固脱,强心通脉。方拟白通加猪胆汁汤为主。

处方:干姜15克,炮附子10克,葱白10厘米,人工牛黄3克(冲服),炒葶苈子10克,童便30毫升(兑入药汁中)。14剂,水煎服。

服用上药2周,胸闷喘咳等症状基本消失,唯觉疲乏无力,下肢仍轻度水肿,又守前方,加吉林参10克、大枣3枚,治疗1个月,患者心悸气短已愈,夜间可平卧,体力好转,下肢水肿消失。

【诊疗心法要点】任老师认为:心衰发病,体用俱损,但心阳不振,至关重要。心阳亏乏,心气内脱,心动无力,血行不畅,瘀结于心,心体胀大而成心衰。故治疗当以振心阳以强用为先,继之以补心体而图本。强心阳任老师首选白通加猪胆汁汤。葱白通上焦之阳,下交于肾;炮附子启下焦之阳,上承于心;干姜温中土之阳。三物共行,使上下交通,水火既济。由于猪胆汁不易取得,故任老师以人工牛黄代之,每遇心衰必以此方加味,效如桴鼓。(樊冬梅,任宝琦2012年第2期《湖北民族学院学报》)

王自立验案2则

验案1

某男,52岁。因心悸气短,下肢浮肿就住兰州某医院,诊断为风湿性心脏病合并重度心衰。以地高辛(0.125毫克/天)治疗1周,病情虽有缓解,然患者出现黄视、恶心等症。心电图报告洋地黄

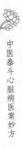

中毒,遂出院求治于中医。当时患者心悸气短,面色黧黑,口唇紫暗,双下肢浮肿延至膝上,舌淡胖、苔白润、脉沉无力、结代。证属肾阳亏虚,水湿内聚,上凌于心。治宜温肾助阳,化气行水。方以真武汤化裁。

处方:制附片10克(先煎),茯苓15克,炒白术20克,白芍10克,生姜15克,川芎10克,丹参15克。6剂,水煎分服。

复诊时诉服药后心悸、气短减轻,下肢浮肿退至膝下。药已中的,继前方加桂枝10克、泽泻10克服之,共30余剂而愈,随访3年,心悸、水肿等症再未复发。

【诊疗心法要点】王老师善用经方。本案之心力衰竭属中医心肾阳虚之证,而治重在温肾助阳。肾阳充盛,津液蒸腾,水液正化,则无凌心之虑、水肿之患。先贤云:"欲温心阳,先助肾阳。"故本例以温补肾阳为主,肾阳充沛,自当离照当空,则阴霾自散。张景岳云:"天之大宝,只此一丸红日;人之大宝,只此一息真阳。"正此之谓也。(王煜2008年第9期《中医研究》)

验案2

某男,38岁。1981年1月12日初诊。因心慌、气短13年,双下肢浮肿、肝肿大1个月入院。症见:面色晦暗无华,眼胞微浮,神疲懒言,不欲动作,时觉心悸气短,难以平卧,心下痞块如盘大,触之能动,按之微痛,下肢浮肿以午后为甚,舌淡、质略带紫、体胖、少苔,脉沉而结代。胸片示:心脏扩大,肺瘀血。超声提示:肝肿大。曾服苓桂术甘汤等剂,效不显。王老辨证指出,温阳化饮之剂仅能振奋一时之阳,阳气运则水邪暂退,但脉络闭塞,"积"证已成,结于心下,致水湿不利,虽行水亦是徒劳;立治法为温补阳气为先,化瘀活血次之。每周先以真武汤合五苓散治之。

处方:人参10克,茯苓15克,制附子15克,白芍10克,生姜6克,桂枝10克,泽泻10克,猪苓10克,白术15克。4剂,每日1剂,水煎2次分服。

继以膈下逐瘀汤为治。

处方：当归10克,川芎10克,桃仁10克,红花10克,牡丹皮6克,赤芍10克,乌药10克,延胡索10克,甘草10克,香附10克,枳壳10克,五灵脂10克。3剂,每日1剂,水煎2次分服。

连服1个月后,诸证大减,精神渐充,饮食日增,喘息已平,肿退身轻,唯动则心中微悸,心下痞块小如覆杯,此法初见成效,仍制重剂温补以扶正,乘其性而彰之,更需消散之品以化积,顺其势而衰之。投真武汤合五苓散、桃红四物汤治之。

处方：人参10克,制附子10克,茯苓15克,白术15克,白芍10克,生姜6克,泽泻10克,猪苓10克,桂枝10克,桃仁10克,红花10克,当归10克,川芎10克。

续服1个月,诸证尽除,治收捷效。

【诊疗心法要点】心主血脉,肺行诸气,气为血帅,血为气母,气贵流通,血行有度。本案病本心气内损,元阳不足,气不足则血不行,阳不足则阴浊盛,故悸、喘、肿、满由是而作。气虚日久,若寄旺于瞬间,岂不谬哉？"积"证已成,求功于朝夕,岂不妄乎？如张介宾所云:"治积之要,在知攻补之宜,积聚未充而元气未损者,治不宜缓,缓之则养成其势,反以难制;若积聚渐盛,元气日虚,此而攻之,不死于积而死于攻矣。"故临证必缓以图之,遵"虚则补之""劳者温之""结者散之"之旨。顺血气者,因其喜温而恶寒,寒则泣不流,温则消而去之性,投真武、五苓以益气温阳、化气行水,取正足邪自去之意;用膈下逐瘀汤以活血化瘀、消癥破积,即邪去自复之谓。一补一散,攻补兼施,意在祛邪不伤正,扶正不恋邪。（杨作平2010年第7期《中国中医药信息杂志》）

吴生元验案1则

验案

李某,男,72岁。诊断为二尖瓣脱垂并发心功能衰竭（心衰Ⅲ度）。入住某医院胸外科拟手术治疗。其间病情恶化并发急性肾功能衰竭,放弃手术治疗转寻中医保守治疗。就诊时心脏彩超左室射血分数42%,左心房内径45毫米,左室舒张末径59毫米,室间隔厚度13毫米,左室后壁厚度12毫米。血肌酐206微摩尔/升(正常值小于127微摩尔/升),尿蛋白(+)~(++)。症见面容枯槁,双目少神,动则气喘目眩,语低声微,足肿尿少,口不渴,舌红夹青,苔黄腻,脉沉细、紧、促。证属阳气虚衰、水湿内蕴。治予温阳化气,化湿利水为法。

处方:制附片60克,黄芪40克,干姜15克,肉桂15克,葶苈子15克,茯苓20克,苍术15克,厚朴15克,法半夏15克,陈皮10克,炙甘草20克。

治疗2周后制附片剂量增加至100克。患者出现面赤、潮热、烦躁症状,于原方中加葱白三根,每次服药滴入猪胆汁3滴。3天后面赤、潮热、烦躁症状消失,同时患者精神逐渐好转,尿蛋白定性转阴。治疗至第8个月时血肌酐降到93微摩尔/升。患者已能连续步行1~2千米。

治疗至第12个月时曾停服制附片1个月,患者自诉有胸闷、力不从心之感,遂又恢复制附片治疗,每剂60克,上述症状缓解。至第18个月时复查心脏彩超提示左室射血分数58%,左心房内径40毫米,左室舒张末径56毫米,室间隔厚度12毫米,左室后壁厚度11毫米。血肌酐73微摩尔/升。患者能连续步行4~5千米。

【诊疗心法要点】吴老师实践中擅长应用"扶阳"治法以及附子为主治疗慢性、顽固性老年病,疗效显著。人到老年,操劳一生,阳气耗损,失于调摄则百病丛生。老年病的产生也即《素问·经脉别论》篇所谓:"生病起于过用。""过用"就是过度地消耗了自身的阳气而得不到补充。当"阴平阳秘"的平衡被打破时就导致疾病内生,邪气外犯。吴老师在治疗过程中时时、处处顾护老年人的阳气。以守阳扶阳为要,也就抓住了老年病治疗之精要,乃"握要之法",也才不会陷入"头痛医头,脚痛医脚"的流弊之中。

本案患者72岁,心功能衰竭+肾功能衰竭,阳气虚衰、水湿内蕴,诊治过程中重用炙附片,不仅无毒副作用,反而疗效明显。吴老师在多年临床实践中,每用制附片 30~120 克,疗程长短不一,依病情在 1 个月至数月之间,未见中毒者,反而是疗效卓著,多起沉疴。患者如是单纯阳气虚衰者,多以附子配伍黄芪、干姜、炮姜、肉桂、桂枝等药,患者如是热邪伤正,实证挟虚(寒)者,也可于清热攻邪方药中佐入附子。老年病脏器功能多处于代偿或失代偿状态,很多疾病如心衰、肾衰、肺功能不全、糖尿病、高血压病的治疗是终生的,所以温扶阳气的调治也是长期甚至是终生的。(杜义斌 2011 年第 2 期《实用中医内科杂志》)

心力衰竭妙方

陈可冀验方 3 则

验方 1:加味保元汤

【方药组成】人参、黄芪、甘草、肉桂、丹参、川芎、赤芍。

【主治】气虚血瘀型心衰,症见劳累后突出,可伴胸闷胸痛、头晕乏力、失眠多梦、两颧暗红、舌质暗或见瘀斑瘀点、苔薄白、脉细涩而数。

【功效】温阳活血。

【加减应用】形寒肢冷,并发劳力型心绞痛,尤其是寒冷诱发者,加栝楼、薤白、干姜,重用肉桂或桂心;肺心病心衰伴随轻度肺瘀血,肺通气及弥散功能障碍,气短显著者加葶苈子,蛤蚧尾研末冲服;口干渴,盗汗明显者加玉竹、地骨皮,另服生脉饮;高血压性心脏病左室肥厚者加红花、地龙,三七粉冲服。

验方 2:苓桂术甘汤加味

【方药组成】茯苓、桂枝、白术、炙甘草、丹参、桃仁。

【主治】心衰中阳亏虚,水饮内停,症见心悸气短,形寒肢冷,食欲不振或兼呕恶,小便短少,肝脾肿大,水肿,舌淡苔白滑,脉沉细。

【方义】苓桂术甘汤源自《伤寒论》,具温阳健脾利水降逆之功,是脾虚兼水饮的主治方剂。取此方之意一是突出脾虚湿盛在病机演变中的重要性;二是强调温补而不留邪,化饮活血而不伤正,即张仲景治疗痰饮以"温药和之"的思想。

【加减应用】动则气喘或合并心绞痛者加人参、生黄芪;肺瘀血显著或伴肺水肿者加葶苈子、紫苏子;胃肠道瘀血心下痞塞,干呕或呕吐明显者加姜半夏、砂仁、陈皮、佩兰;肝脾肿大者加鳖甲、三棱、莪术;水肿明显者加猪苓、泽泻、冬瓜皮。

验方3:真武汤加减

【方药组成】茯苓、芍药、生姜、白术、附子、丹参、桃仁。

【主治】心衰肾阳虚衰,水饮泛滥,症见心悸怔忡,气短喘息,甚至端坐呼吸,或咯粉红色泡沫样痰,形寒肢厥,面色苍白,下肢水肿或重度水肿,尿少或无尿,唇舌紫暗,脉微细欲绝。

【方义】真武汤亦出自《伤寒论》,是温阳利水方剂,其心动悸,四肢沉重,身𥆧动,小便不利及水肿等症状与右心衰竭或全心衰竭,心功能Ⅲ～Ⅳ级(NYHA 分级)者非常吻合。陈老师认为应用真武汤亦必须悉心分析心衰发生发展至此阶段的心脾肾阳虚程度与痰瘀水饮互结之间的消长变化。

【加减应用】少尿或无尿,加猪苓、车前子、冬瓜子、冬瓜皮、泽泻;腹水甚者,并用黑牵牛子、白牵牛子末吞服;肺瘀血、肺水肿咯血者,加旋覆花、苏子霜、大蓟、小蓟、侧柏叶,并三七粉冲服;胸腔积液或心包积液显著者加己椒苈黄汤;心悸甚合并快速性心律失常如房颤、房速、频发室性早搏者,加琥珀末冲服,珍珠母、苦参;过缓性心律失常如病态窦房结综合征者,加用红参另煎兑入;长期大量利尿剂应用引起代谢性碱中毒,出现口烦渴、舌光红无苔、烦躁者加生地黄、玄参、石斛、芦根;合并感染长期应用广谱抗生素引起伪膜性肠炎,患者腹泻频繁难止,是脱证之兆,应并用保元汤加罂粟壳;厥脱

既成,心源性休克者应用参附注射液或合生脉注射液静脉滴注。（李立志2006年第2期《中西医结合心脑血管病杂志》）

邓铁涛验方2则

验方1:暖心方

【方药组成】红参、熟附子、薏苡仁、橘红等。

验方2:养心方

【方药组成】生晒参、麦冬、法半夏、茯苓、田三七等。

【主治】前者重在温心阳,后者重在养心阴,分别用于阳气虚和气阴两虚的心衰患者。

【方义】两方均以参为主药,培元益气,一配熟附子温阳,一配麦冬养阴,薏苡仁、茯苓健脾以利水,法半夏、橘红通阳而化痰,田三七虽功主活血,也有益气强心的作用。两方均属以补虚为主,标本兼顾之剂。除两方外,阳虚亦可用四君子汤合桂枝甘草汤或参附汤,加五爪龙、黄芪、酸枣仁、柏子仁等;阴虚用生脉散加沙参、玉竹、女贞子、墨旱莲、桑椹子等。

【加减应用】在此基础上,血瘀者加用桃红饮(桃仁、红花、当归尾、川芎、威灵仙)或失笑散,或选用丹参、三七、鸡血藤等;水肿甚者加用五苓散、五皮饮;兼外感咳嗽者加豨莶草、北杏仁、紫菀、百部;喘咳痰多者加紫苏子、白芥子、莱菔子、胆南星、海浮石;湿重苔厚者加薏苡仁。喘咳欲脱之危症则用高丽参合真武汤浓煎频服,配合静脉滴注丽参针、参附针或参麦针,以补气固脱。（邹旭,吴焕林,邓铁涛2004年第4期《中医药学刊》）

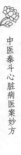
郭文勤验方1则

验方:参乌冠心冲剂

【方药组成】红参、黄芪、葶苈子、附子、茯苓、赤芍、乌药等。

【功效】振奋心阳、利水化瘀、益气固脱。

【主治】老年充血性心力衰竭。

【方义】红参性温热,补气通阳之力尤佳,心为火热之脏,阳气充盛,非红参之温热大补之性,则无以峻补心气,振奋心阳,其药力之强,起效之速,远非白参、生晒参可比;黄芪甘温补气升阳、健脾疗虚、生血生津、活血利水,具有增强机体免疫力,降低胆固醇,降低心肌耗氧量,提高心肌收缩力等功效;葶苈子泻肺中气郁水饮、利湿平喘,具有强心、减慢心率、增加心输出量、降低肺静脉压的作用,尤其适用于反复应用地高辛中毒,不能再用者;附子具有温阳强心作用,能减慢心率。诸药相伍,共奏振奋心阳、利水化瘀、益气固脱之效。

(孙元莹,郭茂松,郭文勤2007年第2期《实用中医药杂志》)